心理健康服务操作手册

（基层心理服务工作人员版）

李慧　顾凤娇　胡敏　黄利红 ◎ 编 著

西南交通大学出版社
·成 都·

图书在版编目（ＣＩＰ）数据

心理健康服务操作手册：基层心理服务工作人员版 /
李慧等编著. --成都：西南交通大学出版社，2024.1
ISBN 978-7-5643-9683-1

Ⅰ. ①心… Ⅱ. ①李… Ⅲ. ①心理咨询 – 咨询服务 –
手册 Ⅳ. ①R395.6-62

中国国家版本馆 CIP 数据核字（2024）第 003472 号

Xinli Jiankang Fuwu Caozuo Shouce (Jiceng Xinli Fuwu Gongzuo Renyuan Ban)
心理健康服务操作手册（基层心理服务工作人员版）

李慧　顾凤娇　胡敏　黄利红　编著

责任编辑	孟　媛
封面设计	吴　兵

出版发行	西南交通大学出版社
	（四川省成都市金牛区二环路北一段 111 号
	西南交通大学创新大厦 21 楼）
邮政编码	610031
营销部电话	028-87600564　　　028-87600533
网址	http://www.xnjdcbs.com
印刷	四川森林印务有限责任公司

成品尺寸	185 mm × 260 mm
印张	14.25
字数	295 千
版次	2024 年 1 月第 1 版
印次	2024 年 1 月第 1 次
书号	ISBN 978-7-5643-9683-1
定价	60.00 元

→ 前　言

《"健康中国 2030"规划纲要》对加强心理健康服务提出了明确要求，要求加大心理健康知识科学宣传力度，提升公众心理健康意识。精神卫生科普宣教是落实国家大政方针、落实健康中国战略的重要抓手。站在新的起点，积极开展心理健康科普宣传，提高居民心理健康素养水平，促进形成自尊自信、理性平和、积极向上的社会氛围，重要且必要。

近年来，精神心理问题与社会安全稳定、公众幸福感受等问题交织叠加等特点日益凸显。精神心理疾病可防、可治、不可怕，我们在临床工作中发现，患者及其家属对疾病知识了解得越多，治疗的依从性就越好，疾病的预后也越好。心理健康行为倡导还未在全社会普遍形成，公众对常见心理行为问题认知率不高，部分患者及其家属仍有病耻感，缺乏主动寻求心理干预和看病就医意识，导致心理疾病的发现率不高，接受规范治疗的比例低。希望本书的出版，能为大众提升心理健康素养提供专业帮助。

为增进公众对心理健康知识的掌握、对心理卫生服务的了解，提高自我心理调适能力，提高社会心理健康素养水平，我们组织编写了本书。本书的精神心理知识点覆盖了儿童青少年期、成年期以及老年期的全生命周期，每章节基于学术理论，结合临床案例、临床实践经验和专业落地的实操指引技术进行编写，从临床典型案例故事、症状识别、治疗方案和自助技术四个方面来阐述，全书通俗易懂，注重实操性。此外，该书有明显的工具特性，读者可逐页阅读，也适合读者在遇到问题时查找所需信息。但由于时间仓促，错漏在所难免，敬请读者不吝赐教。

　　本书的出版得到了四川省科技厅项目"构建'线上+线下'多维度宣传培训矩阵，开展甘孜藏族自治州精神卫生、心理健康科普宣教，提升群众心理健康素养水平"（课题编号：2023JDKP0038）的资助。感谢四川省医学科学院·四川省人民医院和四川省精神医学中心对本书出版的大力支持！

编　者

2023 年 3 月 5 日

Contents   ➡️   目   录

第二部分　评估与自助

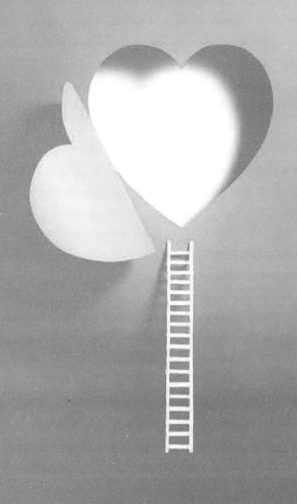

第一部分

全人群精神心·理

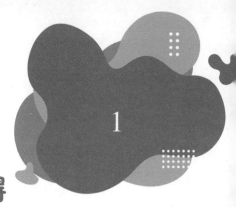

1

▶▶▶ 睡眠障碍

♥ 1.1　睡眠障碍的案例

　　A 女士是一名中学教师，3 年前她父母遭遇车祸受伤，她在医院连续熬夜看护，陪护的一段时间内，她经常难以入睡，而且醒得很早。近一年来 A 女士睡眠问题更加严重了，她 12 点准备上床睡觉，一般需 2～3 小时才能睡着，睡眠总是很浅，频繁醒来，凌晨 5 点醒来后便无法继续入睡。A 女士担心睡眠不足影响次日工作，所以每晚 9 点半就上床躺着，希望能早点入睡，但睡眠质量还是不尽如人意，她对睡觉这件事感到非常紧张和担心，还没上床就在想当晚会不会又是一个不眠之夜。她白天精神较差，无法集中精力工作，感觉记忆力也有所下降。A 女士曾服用一些促进睡眠的药物，感觉睡眠状况还可以便少吃一颗或者不吃，觉得非常不好时多吃几颗，这样反反复复服药，最近她觉得催眠药效果越来越不明显，需要服用更大剂量才有效。

♥ 1.2　如何识别睡眠障碍

　　睡眠是人类最基础的生理需要，可以为机体蓄积能量、恢复体力，还可以让大脑得到充分的休息，保护脑功能，维护机体的免疫平衡。根据国际睡眠疾病分类第三版（ICSD-3），我们通常将睡眠障碍大致分为三类：睡不着、睡不好、睡不醒。

1.2.1　睡不着

　　失眠是成年人最常见的睡眠问题，主要表现为难以入睡、醒得多或早醒等。失眠的原因有很多，心理、生理性失眠最为常见。心理性失眠特征为过度关注自身的睡眠问题，易觉醒，由此导致失眠及日间功能障碍。也可能是因为对睡眠过分关注而出现焦虑，进而加重失眠。生理性因素，如躯体疼痛、感觉不适、生物节律被打乱、情绪状态不佳等，又如饥饿、疲劳、酒精、咖啡、药物等都可能引起失眠。

　　但生活中并不是所有睡不着觉就叫作失眠。ISCD-3 要求诊断失眠必须包含三大要素：

持续的睡眠困难+有充足的睡眠机会+出现相关的日间认知功能障碍。持续的睡眠困难就是入睡困难，维持睡眠困难，特征表现为频繁地觉醒或醒后再入睡困难，早醒且不能再入睡；日间认知功能障碍是记忆功能下降、注意功能下降、计划功能下降从而导致白天困倦，工作能力下降，在停止工作时容易出现日间嗜睡现象。也就是说，不是客观原因让你无法睡觉，而是主观的持续性睡不着，并且影响了日常的生活。

1.2.2　睡不好

昼夜节律睡眠—觉醒障碍：由生理节律改变，或环境导致的个人睡眠—觉醒周期之间失调的慢性或复发性睡眠障碍。内在昼夜节律调控系统改变造成慢性或复发性睡眠—觉醒节律破坏；存在睡眠—觉醒障碍，包括失眠和/或过度嗜睡；伴有痛苦或功能损害。

异态睡眠：指入睡时、睡眠中或从睡眠中觉醒时出现的不良身体事件（复杂的动作、行为）或体验（情绪、感知、梦境）。所表现出的行为刻板活动更为复杂。异态睡眠分为非快动眼睡眠（Non-rapid Eye Movement，NREM）相关睡眠异态、快动眼睡眠（Rapid Eye Movement，REM）相关睡眠异态及其他睡眠异态。

睡眠相关运动障碍：临床上以不安腿综合征（Restless Legs Syndrome，RLS）最为常见，除此之外还有周期性肢体运动障碍，睡眠相关痉挛也相对多见。不安腿综合征是移动双腿的冲动和/或存在不适感，主要发生在静息/不活动时。这些症状在活动后至少有部分缓解；有昼夜节律特点，即症状主要发生在傍晚或夜间伴随睡眠障碍；痛苦或功能损害。周期性肢体运动障碍是多导睡眠图出现周期性肢体运动，成人每小时出现 15 次以上、儿童每小时 5 次以上，因周期性肢体运动导致的睡眠紊乱或者功能障碍。

1.2.3　睡不醒

太多人经常感到异常疲惫，以至于这种现象有个专门的缩写叫"TATT"（tired all the time）。睡不醒常见于阻塞性睡眠呼吸暂停和发作性睡病的患者。

睡眠相关呼吸障碍指睡眠期间的呼吸异常，在成人和儿童中均可能发生。按照目前 ICSD-3 的标准，睡眠相关呼吸障碍分为四大类：中枢性睡眠呼吸暂停综合征、阻塞性睡眠呼吸暂停（Obstructive Sleep Apnea，OSA）障碍、睡眠相关低通气障碍、睡眠相关低氧血症障碍。

中枢性嗜睡症包括以日间嗜睡为主诉，并且排除了其他睡眠障碍作为原因的疾病。中枢性嗜睡大致包括以下四种：

（1）发作性睡病。发作性睡病是一种表现为慢性日间嗜睡、猝倒发作、入睡前幻觉和睡眠瘫痪的临床综合征，应对患者采集全面的病史、睡眠史，进行详细的体格检查，以寻找发作性睡病的证据。

（2）特发性嗜睡。没有原因的主观嗜睡，症状类似发作性睡病，但往往没有猝倒发作。

（3）Kleine-Levin 综合征也称为"复发性嗜睡症"，表现为反复发作严重嗜睡，伴随认知和行为紊乱，症状发作可以持续几天到几周，发作期间睡眠和行为正常。

（4）慢性睡眠不足。慢性睡眠不足在现代社会中很常见，可能缘于工作需求、社会责任等压力而导致的慢性积累性睡眠不足，包括睡眠时间的不足和睡眠质量的下降。

♥ 1.3　如何治疗失眠

1.3.1　失眠的治疗方案

失眠障碍的治疗方法包括药物治疗与非药物治疗两大类。

非药物治疗包括心理行为治疗和其他治疗。心理行为治疗包括睡眠教育、睡眠卫生教育、刺激控制疗法、睡眠限制疗法、矛盾意念法、放松疗法、生物反馈法、认知疗法以及专门针对失眠的认知行为治疗（CBT-I）等。其他治疗包括锻炼、身心干预、物理治疗等。物理治疗使用多项物理调适治疗仪器来帮助监测以及改善睡眠，例如失眠治疗仪、神经损伤治疗仪、经颅磁刺激治疗仪、多导睡眠监测仪等。

上述治疗方法可以依据实际情况联合使用。

1.3.2　如何判断服务对象是否需要吃安眠药

如果服务对象出现入睡困难、睡眠浅或者早醒后不能入睡等症状，而且症状持续一个月都没有好转的迹象，就建议其去医院挂号就诊。请叮嘱服务对象千万不要自行去药店购买非处方安眠药，就是外包装上有 OTC 标志的药品。在药店可以买到这些安眠药，但是这些药物通常对严重失眠不奏效，非处方安眠药只适用于偶尔被睡眠问题困扰的人群，比如倒时差的人。

建议服务对象前往综合医院的失眠门诊就诊，如果没有失眠门诊，就在该医院的身心医学科、心理卫生中心或精神心理科等科室就诊。医生会评估其症状，根据服务对象的具体情况制定诊疗方案。比如，医生可能会开处方药，缓解失眠症状；或者进行非药物治疗，比如进行睡眠卫生教育和睡眠的认知行为治疗（Cognitive Behavioral Therapy for Insomnia，CBT-I）；或者先做呼吸睡眠监测，检查是否患有阻塞性睡眠呼吸暂停低通气综合征（OSAHS）。

所以，服务对象是否需要吃安眠药，是医生检查后根据服务对象的具体情况决定的，你需要做的就是建议其去医院看医生。

1.3.3　安眠药有哪些副作用

安眠药可能存在口干、眼干、醒来后昏昏沉沉、头昏脑涨等副作用，但药物的副作用是可预防、可管理的，及时向医生咨询，经临床医生判断后给出正确处理意见，不建议患者依据某些网页中的处理办法自行处理。每种安眠药物功效有所不同，具体如何服用一定要咨询医生，自行加药、减药或停药，会影响安眠药的耐药性或导致上瘾。

失眠的治疗应首先明确病因，并对因治疗，病因不明时选择对症治疗。失眠药的药物治疗时程没有明确规定，医生会根据患者情况调整剂量和维持时间，但超过 4 周的药物干预需要重新评估。医生会根据你的情况，合理用药：

（1）使用最低有效剂量。

（2）间断给药，每周 2~4 次（抗抑郁药和褪黑素除外），比如按需用药，睡眠状态较好时可不服安眠药，睡眠差时才用药。

（3）短期用药，一般不超过 3~4 周（抗抑郁药和褪黑素除外）。

（4）逐渐停药。

（5）避免突然停药，防止出现"反跳"及诱发精神疾病。

（6）如在停药过程中出现严重或持续精神症状，对患者进行重新评估。

♥ 1.4　更年期、老年期睡眠障碍的治疗

1.4.1　更年期睡眠障碍的治疗

更年期睡眠障碍可能是心血管疾病、糖尿病和多种疾病的早期表现，长期失眠可能会导致焦虑、抑郁等情绪障碍，还会增加高血压、心血管系统疾病的发生，破坏机体免疫功能，甚至导致死亡。

调查显示，大约 66% 的更年期女性都存在睡眠障碍，主要表现为入睡困难和早醒。女性到了这个阶段，雌激素水平变化对大脑松果体产生的褪黑素水平有明显的影响，因为褪黑素水平降低，昼夜节律发生变化。此外，很多其他更年期症状，比如潮热、出汗、骨关节不适、焦虑、抑郁等情绪也会影响睡眠。

1.4.2　更年期睡眠障碍如何自我调整

1. 养成良好的更年期生活习惯

（1）规律作息，不熬夜，午睡时间不要太长，尽量不超过半小时。

（2）避免喝刺激的饮料，如咖啡和浓茶。

（3）晚餐不宜太饱，饮食清淡，避免油腻。

（4）睡前三小时不做剧烈运动，睡前一小时不做脑力运动，比如避免刷抖音、小视频；看容易引起情绪波动的电视剧、书籍。

2. 要有睡眠的仪式感

睡前更换宽松舒适的睡衣，如果有工作上、家庭生活中的烦心事，睡前可找家人聊聊，不堆积心事，保持情绪平和稳定再上床睡觉。

短期失眠可以在医生的指导下少量使用苯二氮卓类药物，也就是通常所说的安眠药。但切记不适宜长期使用，以免产生药物的依赖性和耐受性。

3. 接受专业治疗

如果被更年期症状困扰，积极治疗、去正规医院寻求帮助是非常明智的选择。

物理治疗：团体生物治疗可以有效缓解更年期女性焦虑、抑郁情绪，通过治疗，可以放松情绪、改善睡眠。

激素补充治疗：通过综合评估来明确患者是否需要激素补充治疗，排除相关禁忌证，通过使用药物，达到近期和远期提高更年期女性生活质量的目的。

1.4.3　老年期睡眠障碍的治疗

睡眠问题在老年人中很常见，例如总睡眠时间减少、睡眠变浅和夜间觉醒增加。老年常见睡眠障碍包括睡眠呼吸暂停综合征和慢性失眠。睡眠呼吸暂停综合征是老年人最常见的睡眠呼吸障碍。

1. 睡眠呼吸暂停综合征的治疗

气道正压通气（PAP）是一种在睡眠期间通过压缩空气流帮助保持气道畅通的装置，是中度或重度睡眠呼吸暂停的一线治疗方法。存在多种类型的 PAP 设备，最常用的是连续 PAP，其他高级选项包括双水平 PAP。对于难以坚持使用 PAP 的个体，可以考虑其他治疗选择，包括口腔矫治器（例如下颌前移装置）和手术选择（软或硬组织手术或植入神经刺激装置）。当阻塞性睡眠暂停（OSA）得到充分解决时，通常会观察到睡眠质量、白天症状和认知功能的提高。

2. 慢性失眠的治疗

药理学方法：包括苯二氮卓类药物（如艾司唑仑、替马西泮）、非苯二氮卓类药物（如右佐匹克隆、唑吡坦）、褪黑激素受体激动剂（如雷美替安）、食欲素拮抗剂（如艾司唑仑、替马西泮）和抗组胺药（多塞平）。其他通常用于睡眠的具有镇静作用的药物包括曲唑酮、米氮平、加巴喷丁；其他镇静抗精神病药包括喹硫平。然而，许多镇静催眠药有副作用。苯二氮卓类药物尤其不推荐用于晚年失眠，因为它们会增加认知障碍和跌倒的风险。因此，非药物方法被认为是治疗失眠的首选方法，因为它们被认为更有效，副作用最小。

非药物方法：失眠的认知行为疗法（CBTI）是一种基于证据的多组分疗法，被推荐为失眠的一线治疗方法。

❤ 1.5 如何帮助睡眠障碍患者

失眠的认知行为疗法包含以下几个步骤。

1. 刺激控制疗法（Stimulus Control Therapy，SCT）

刺激控制疗法是改善睡眠环境中的兴奋刺激与睡意之间相互作用的一套行为干预措施，其目的在于恢复床的睡眠诱导功能，消除床对其他不恰当需求的唤醒功能，使失眠者易于入睡，重建睡眠—觉醒生物节律。刺激控制指南限制了清醒时躺在床上的时间和待在卧室或床上的行为。主要的指令如下：

（1）只有在睡意来临时才上床。

（2）除了睡眠和性活动外，不要在卧室进行其他活动。

（3）不要在床上做与睡眠无关的活动，如进食、玩手机、看小说、看电视、听收音机及思考复杂问题等。

（4）如果卧床 20 分钟不能入睡，应起床离开卧室，可从事一些简单活动，等有睡意时再返回卧室睡觉。

（5）不管前一天晚睡眠时间有多长，保持规律的起床时间。

（6）如果没有午睡习惯，日间避免小睡，也不能延长午睡时间。

2. 睡眠限制疗法（Sleep Restriction Therapy，SRT）

具体做法是：

（1）先做一周的睡眠日记，包括几点上床、几点睡着、几点醒等。

（2）根据日记计算出该周每晚平均的睡眠时间和睡眠效率（睡眠效率=实际睡眠时间/在床上总时间）。例如一个人每晚卧床 8 小时里只睡着 4 小时，睡眠时间即为 4 小时，睡眠效率为 50%。

（3）以上周平均每晚睡眠时间作为本周每晚可躺在床上的时间，但要固定起床时间，且卧床的时间不能低于 4 小时。

（4）如果本周平均每晚的睡眠效率达到 90%，则下周可提早 15～30 分钟上床；如果睡眠效率在 80%～90%，则下周维持原来时间；如睡眠效率低于 80%，则下周上床时间要推迟 15～30 分钟。

（5）根据上述原则，通过周期性治疗提高睡眠效率，直至达到足够的睡眠时间。必须注意的是，不管什么时候上床，不论是否困倦，每天都必须同一时间起床，而且不要在白天打盹。

在下列情况下可以实施睡眠限制疗法：失眠者有强烈的意愿借助非药物手段来恢复睡眠；此外要在专业人士的帮助下建议进行渐进式的睡眠限制法；对行动必须有严格的

日记，包括睡眠日记，被帮助的日记，情绪日记等；睡眠限制疗法期间要避免驾车等各种高危活动；除了失眠，没有严重的躯体疾病，比如心衰、肝功能不全、感染、肾功能不全、不稳定的高血压病及糖尿病等。注意极端限制式的睡眠限制法，要求更好的躯体健康状态，因为极端式睡眠限制法可能会诱发某些精神障碍，比如躁狂发作等，应及时得到精神科医生、睡眠科医生的指导。

3. 睡眠卫生教育

（1）只需第二天能恢复精力即可。限制在床时间是通过增加觉醒和减少在床时间来巩固睡眠。这样做能帮助整合和加深睡眠。在床上花费过多时间，会导致片段睡眠和浅睡眠。不管你睡了多久，第二天规律地起床。

（2）每天同一时刻起床。一周七天全是如此，早晨同一时间起床会带来同一时刻就寝，能帮助建立"生物钟"，令身体被训练，学会什么时候睡，什么时候醒。按固定计划的闹钟休息和醒来，可能导致条件反射的效果。到时身体知道"恰好在那个时间"醒来或入睡。这个受训期限大概 1～3 个月，如果按照这个计划受训，受训结束能够达到预期效果，就可以放松一些。

（3）规律锻炼。制定锻炼时刻表，不要在睡前 3 小时进行体育锻炼。锻炼帮助减轻入睡困难并加深睡眠，使人快速进入深睡眠，促进更强烈和更多的深睡眠。有观点认为，起作用的也许不是运动本身，而是运动时身体温度的改变。这个观点认为身体温度增加时，一个人躺下来睡觉时情绪较缓和。基于这个观点，也可以用运动之外的方式增加体温，比如热水浴。而且，上床前的例行仪式也是个好事情——部分是因为暗示作用；部分是给自己一些时间去减压和"自白天进入睡眠"，这可能会帮助入睡。

（4）确保你的卧室很舒适而且不受光线和声音的干扰。舒适、安静的睡眠环境能帮助减少夜间觉醒的可能性。不把人吵醒的噪声也有可能影响睡眠质量。铺上地毯、拉上窗帘及关上门可能会有所帮助。噪声的影响可能比意识到的更大。对住在机场附近的人进行睡眠监测，结果表明，尽管大多数人说他们睡觉时没有意识到头顶的飞机，但脑电图会显示每次飞机经过时大脑都会被唤醒。这种唤醒对白天的睡眠和疲倦都有影响。

（5）确保卧室夜间的温度适宜。睡眠环境过冷或过热都可能会影响睡眠。有数据表明，在冷的环境里睡觉可能会有助于睡眠。但不是太冷的环境，大概是在 15.6 ℃～20 ℃，且身体需要用毛毯跟周围温度隔绝。

（6）规律进餐，且不要空腹上床。饥饿会影响睡眠。睡前进食少量零食（尤其是碳水化合物类）能帮助入睡，但避免食用过于油腻或难消化的食物。

（7）夜间避免过度饮用饮料。为了避免夜间尿频而起床上厕所，避免就寝前喝太多饮料。大概的标准是睡前的 4 小时内只喝一杯液体。

（8）减少所有咖啡类产品的摄入。咖啡因类饮料和食物（如咖啡、茶、可乐、巧克力）可能会引起入睡困难、夜间觉醒及浅睡眠。即使是睡前一段时间摄入也可能会影响夜间睡眠。每个人对咖啡因的敏感程度不同，对于不是很敏感（效果持续时间短）的人，可以选择在早晨或下午喝一点咖啡对抗睡眠不好或下午的自然疲倦引起的不良感觉。而对于不经常喝咖啡或茶的人来说则需要谨慎。

（9）避免饮酒，尤其在夜间。尽管饮酒可能有助紧张的人入睡，但之后会引起夜间觉醒。酒精的半衰期相对比较短，这可以导致反弹性的觉醒和失眠，也可以充分地脱水促使醒来。

（10）吸烟可能影响睡眠。当有睡眠障碍时，尽量不要于夜间抽烟。一方面尼古丁是刺激物，使用刺激物会导致一个可见的结果——难以入睡。另一方面，对于吸烟者，特别是重度吸烟者，戒断尼古丁引起的唤醒可能比满足需求产出的刺激要大。

（11）别把问题带到床上。晚上要提前解决自己的问题或制定第二天的计划。烦恼会干扰入睡，并导致浅睡眠。有两个跟大脑有关的知识会帮助理解把问题带到床上对睡眠的影响。第一，睡眠过程中与做梦有关的"快速眼动睡眠"阶段会短暂地醒来，每次持续10~90秒。这些觉醒不会被体验为醒来，而且在早晨经常不被记起。一个晚上大概有4~5次短暂的觉醒。如果把"问题带到床上"，整个晚上会有4~5次机会感知到它们。第二，一些神经心理学观点认为，大脑不是立刻入睡的，而是有些部分先入睡，有些部分后入睡。而先入睡那部分是对注意力集中、逻辑思维和判断什么是合理或不合理思维和行为起作用的。如果在睡前思考问题，就意味着首先入睡的部分会影响到思维的逻辑性和合理性的判断力，从而很容易从解决问题跳到无用的担忧上面。避免在床上解决问题的一个简单的缓和方法是在上床前列一个需要在第二天处理的事情表。如果在醒着时仍然在思考这些事，那就起来写一点笔记，把想法记在纸上，以便早晨起来时能"继续下去"。

（12）不要试图入睡。因为这样只能将问题变得更糟。相反，打开灯，离开卧室，并做一些不同的事情，如读书。不要做兴奋性活动，只有你感到困倦时再上床。睡眠不能被要求或决定，尽管我们都知道这个事实，我们仍"设法入睡"。可以做这样一个比喻：睡眠像冲浪。当你准备好去冲浪，准备了所有该准备的装备，但最后，所有你能做的只是去把冲浪板划到浪区等候波浪，你不能让波浪随意愿而来，你只能在那儿等它。

（13）把闹钟放到床下或转移它，不要看到它。反复看时间会引起挫败感、愤怒和担心，这些情绪会干扰睡眠"促进"失眠。

（14）避免白天打盹。白天保持清醒状态有助于夜间睡眠。如果想通过小睡恢复精神，最好不要超过一个小时，大约半个小时是最好的，避免白天的小睡影响晚上的睡眠节律。

4. 放松训练

放松训练多种多样，在临床中常常使用的放松训练有肌肉放松、呼吸放松、冥想、正念、全身扫描、气功、瑜伽等。以下四种形式能够作用于不同的生理系统：

（1）渐进式肌肉放松能减轻骨骼肌的紧张。

（2）腹式呼吸能诱发一种更慢、更深的呼吸。

（3）自我训练法主要通过想象来增加外周血流量。

（4）意向训练需要患者选择一个画面，患者能够运用多感官处理该场景。

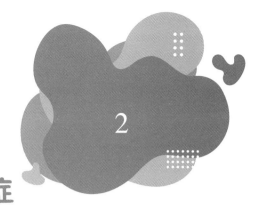

2
▸▸▸ 抑郁症

　　17岁的小 B 性格内向，不爱说话，初中成绩也算优秀，但上高中后成绩下降得厉害，爸妈最初以为是她学习没初中努力，就教育她要吃苦要努力。后来妈妈发现小 B 好像不对劲，小 B 之前虽然性格比较内向，但是与家人的交流方面还是很正常的，但这段时间，小 B 几乎都不和家里人说话，回到家就直接回房间，只有在吃饭的时候出来吃几口，每天看起来像没有睡醒一样，小 B 夜里有时会在房间偷偷地哭。妈妈便和老师联系了，老师说小 B 这段时间上课注意力不集中，也不爱和同学老师讲话，老师还问过小 B 家里是不是出了什么事，但小 B 否认了。

　　在妈妈的再三询问下，小 B 才说她觉得自己好笨，不管怎么努力成绩还是下滑。自己夜里经常无缘无故地想哭，失眠也越来越严重，有时整晚睡不着，每天早上起床后，都会感到生活很枯燥、无聊。觉得心情压抑，会有心慌心悸的感觉，觉得生活没意思，脑子里甚至想过要自杀。上课的时候注意力也集中不起来，忘性很大，老师上一秒讲过什么都记不住……

♥ 2.2　如何识别抑郁症

2.2.1　抑郁症的病因

　　虽然医学上对抑郁症的患病原因还无明确的学说，但业界认为以下几个因素与患病风险及预后有关。

　　（1）性格因素：有低自尊的人应对压力困难，或有悲观的态度，患抑郁症风险更高。

　　（2）环境因素：儿童期负性经历或者不良生活事件，例如暴力、忽略、虐待，或低收入，可能增加患抑郁症风险。

　　（3）遗传因素：有重性抑郁症障碍近亲（如父母、兄弟姐妹或孩子）的个体，患抑郁症的风险增加 2~4 倍。

（4）生物因素：目前研究认为，至少有 3 种化学物质，即 5-羟色胺、去甲肾上腺素、多巴胺功能紊乱可能导致抑郁症。

2.2.2　抑郁症常见误区

1. 得抑郁症就是因为平时太内向了

抑郁症患者并非完全是存在性格缺陷，更不是犯了什么错，患者没必要自责。它跟躯体疾病一样，人人都可能患病。很多人一旦患上了抑郁症，往往首先从自己的性格方面找原因，认为抑郁症是由自己的性格缺陷造成的。临床观察发现，抑郁症确实和某些性格特征有一定关系，这些特征可以称之为"抑郁性格"，大致有以下这些：敏感、爱挑剔、容易对自身或环境产生不满；容易产生担心和焦虑情绪；有悲观倾向、凡事总看到消极的一面、容易多愁善感；太过严于律己；不苟言笑、喜欢独思、过度节制；自信心不足、主动性不高。但是，上述的一些性格特征不一定就是缺陷，更不是造成抑郁症的必然原因，所以请不要对号入座。认识自己的性格、接纳自己的性格远比找出"缺陷"更重要，与其把抑郁症看作一件纯粹的坏事，倒不如把它当作一个更好地认识真正自我和完善自己性格的契机。

2. 抑郁症没什么大不了的，心情好了就好了

抑郁症是一种严重的疾病，需要立即治疗，抑郁不仅是一种精神状态，心情不好只是抑郁症的许多症状之一。抑郁症的产生与大脑内发生的化学变化，如神经递质功能紊乱有关。所以，如果不治疗，仅仅是通过"想点办法开心一下""出去玩玩散散心"等难以真正从抑郁中走出来。

如果能控制，谁都希望自己开心一点，希望自己往好的方面想，但抑郁症患者的痛苦恰恰是对一切无能为力。抑郁症最可怕的正在于此：对生活乐趣彻底失去了感知能力。在抑郁症患者看似正常的外表下，隐藏着控制不住的自我厌弃，就像人无法依靠自己控制癌细胞在体内扩散。所以，它和一个人主观上坚强豁达、开朗与否无明确的关系。

3. 小孩子什么都不用操心，哪会得抑郁症

有些家长认为孩子年纪小，所以很难与抑郁症这样重大的问题联系到一起。实际上患抑郁症不分年龄大小，儿童和青少年的抑郁情绪已经不是什么新鲜事了。

抑郁症的形成，一般需要一定的因素来渐渐地促成。在这些不良因素的长期影响下，孩子才会显现出抑郁情绪甚至行为改变，比较突出的有家庭因素、人际因素、应激性生活事件。

抑郁症的诊断除了要看孩子的情绪和行为表现，还需要专科医师的诊断和鉴别诊断，

是个严格的诊断过程，家长们需要谨慎地对待这个问题，不要随便给孩子贴上"抑郁"的标签。

2.2.3 抑郁症的诊断标准

从医学的角度来看，一个人身上出现以下症状的 5 种或更多，频次为几乎每天都会出现，时间持续至少 2 周，就可以被医生诊断为抑郁症：

（1）情绪低落，莫名感到悲伤难过。

（2）高兴不起来，对于曾经喜欢的活动，失去兴趣或者愉悦。

（3）食欲改变，要么吃不下要么暴饮暴食，近期体重突然增加或减少。

（4）失眠（入睡困难）或嗜睡（睡得过多）。

（5）感到不安或烦躁（例如走来走去、搓手），或言语和运动迟缓。

（6）疲乏或失去能量。

（7）感到无价值或者内疚。

（8）难以集中注意力或做决定。

（9）经常想死或自杀，或计划自杀，或企图自杀。

♥ 2.3 如何治疗抑郁症

2.3.1 抑郁症的治疗方式

抑郁症是能够治疗的疾病，大约有 80% 的患者经过系统治疗可以明显改善病症或康复。抑郁症的治疗以药物治疗为主，心理治疗及物理治疗为辅。

1. 药物治疗

目前来说，由于医院病患众多，病人流转周期短，治疗抑郁症的首要方法都是进行药物治疗，临床上大多数抑郁症患者会首选选择性 5-羟色胺再摄取抑制剂（SSRIs）类，包括百忧解、帕罗西丁、舍曲林、氟伏沙明、西酞普兰、艾司西酞普兰、文拉法辛等。

很多人认为，药物会有严重的副作用，伤害大脑。其实有很多证据证实，药物能够保护大脑细胞免受伤害。抑郁症不治疗对身体的影响远超过药物的副作用。部分患者在服用抗抑郁药物时，早期会出现胃肠道反应、头昏等不适，这些是抗抑郁药物比较常见的副作用，坚持服药一周左右就会消失。药物从小剂量起始，逐渐加量可以减轻不良反应。抗抑郁药物本身没有依赖性，需要长期服药是由于疾病的高复发特点，过早停药后疾病复发需要再次服药，这不是药物问题。停药需要逐渐减量至停用，突然停药导致停药反应会让人误以为是药物停不掉，其实只是停药太快。

2. 物理治疗

物理治疗包括电休克治疗（Electroconvulsive Therapy，ECT）、重复经颅磁刺激（Repeated Transcranial Magnetic Stimulation，RTMS）、深部脑刺激（Deep Brain Stimulation，DBS）、迷走神经刺激（Vagus Nerve Stimulation，VNS）和经颅直流电刺激（Transcranial Direct Current Stimulation，TDCS）等。

3. 心理治疗

抑郁症患者存在对己、对人、对事物的选择性负性认知，如消极的自我评价、非此即彼的绝对思想等，这种不良的认知心理严重影响患者的治疗依从性与康复效果。目前，认知行为疗法（Cognitive Behavior Therapy，CBT）被认为是治疗抑郁症的有效心理治疗方法之一。CBT对轻度和中度抑郁症患者有效，也可作为难治性抑郁症患者常规治疗（包括药物治疗）的辅助治疗方案。其他心理疗法，如家庭治疗（Family-Focused Treatment，FFT）和人际关系和社会节律治疗（Interpersonal and Social Rhythm Therapy，IPSRT）等能缓解抑郁情绪，但尚需要大量的临床试验证明其是否能作为辅助疗法治疗抑郁症。

2.3.2 抑郁症的治疗周期

抑郁症为高复发性疾病，临床治愈后，仍然有很高的复发率，此时停药复发率可达85%，坚持服药可显著降低复发风险。目前提倡全疗程治疗，包括：急性期治疗、巩固期治疗和维持期治疗。

（1）急性期治疗的目的是控制症状，尽量达到临床痊愈，急性期治疗周期一般是8~12周。

（2）巩固期治疗。此时临床症状基本消失，继续服药的目的是防止症状的复发，治疗至少4~9个月。

（3）维持期治疗的目的是防止症状的复发，目前认为首次抑郁发作的维持期治疗为3~4个月，有2次发作以上的复发维持期治疗至少2~3年，多次复发者主张长期维持治疗。

所以，抑郁症的治疗是一个长期过程，建议患者在医生指导下全程规律服药，降低复发风险。

2.3.3 如何预防患抑郁症

可以根据抑郁症的患病风险因素来预防，抑郁症既有生理方面的原因，也有心理方面的原因，对大多数人来说，这两方面都有一些促进因素。这些因素有累加效果，因此针对其中任何一个因素都会起作用。

1. 注意睡眠、饮食和运动

我们不可忽视那些有可能导致情绪低落的基本生理因素，规律作息、养成良好的睡眠卫生习惯、健康饮食、制定适合自身的运动和锻炼计划既能够促进身体健康，也有助于心理健康。

2. 建立可靠的人际关系

当发生什么不利事件时，有可以完全信赖的人倾诉和获得帮助，可以是亲戚、配偶或朋友，这是防止抑郁最重要的保证之一。

3. 寻求专业帮助

在遇到压力难以排解或感到有心理困扰的时候及时求助于专业咨询，可以及时发现早期抑郁症状，避免问题恶化。

♥ 2.4　如何帮助抑郁症患者

1. 适量的运动

运动是一个有效改善情绪的好方法。

研究表明，运动有助于分泌多巴胺，改善不良情绪。

慢跑是有氧运动，举铁则是无氧运动，哪个更有效，也是因人而异的，可以根据自己的身体状况和个人的喜好进行尝试。

2. 多晒太阳

在光照时间较短的地区，抑郁症的发病率可能更高。研究发现，光照可以影响 5-羟色胺转运体的转运效能，进而提升突触间 5-羟色胺的含量。

甚至还有基于此的疗法叫"光照疗法"，就是将抑郁患者置于人工控制的光源下，这也是目前较为普遍的抑郁症辅助疗法。

3. 保证规律作息

规律的作息可以帮助我们维持身体健康，作息不规律对体内的激素分泌有着极大的负面影响，而激素水平又和情绪直接相关。

4. 前往医院就诊

前往医院就诊是最为直接有效的方式，很多人因对"精神类药物"的恐惧而抗拒服药，但其实药物治疗是目前最有效的治疗方式之一。

5. 寻求心理咨询

所有的症状都会从心理、生理和社会环境三个维度进行考量，抑郁也不例外。如果说药物治疗是从生理角度进行干预，那心理咨询便是从心理的角度进行干预。一般来说，对于未达到症状诊断标准的困扰，心理咨询是一个不错的选择；而达到诊断标准的困扰，需要在药物的辅助下进行心理治疗。

抑郁症是可以痊愈的，我们能做的改变就是稳步前进，借助心理医生和心理咨询师的力量帮助自己，改善自己曾经忽略的问题，摆脱抑郁的泥沼。

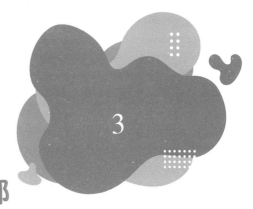

3

▶▶▶ 产后抑郁

♥ 3.1　产后抑郁的案例

　　C女士结婚后3年没有怀孕，夫妻两人心里都有些焦虑，去医院检查也没什么问题，后来终于生了一个女儿，这给全家带来了欢乐，但接着也带来了烦恼。C女士总是担心自己和家人带不好孩子，成天提心吊胆，看各种资料，有的育儿资料这样说，有的那样说，她无所适从，怀疑自己能否把孩子养大。产后半年，C女士白天总是无精打采，缺少笑容，情绪低落。她还特别敏感，别人说笑一下，她就感觉别人是笑话她，她有时会发怒，有时会落泪。她还怕声响和光亮，常常一个人躺在床上默默垂泪。此外，她没有胃口吃饭，瘦了很多，睡觉也睡不好，半夜会爬起来哭泣。

♥ 3.2　如何识别产后抑郁

3.2.1　什么是产后抑郁

　　产后抑郁症是抑郁障碍的一种特殊类型，是女性精神障碍中最为常见的类型之一。产后抑郁症是指女性生产之后，由于性激素、社会角色及心理变化所带来的身体、情绪、心理等一系列变化。典型的产后抑郁症是产后6周内发生，严重者可持续整个产褥期，有的甚至持续至幼儿上学前，再次妊娠可能复发。产后抑郁会不会自然恢复呢？研究发现，如果不干预，部分患者可能在数周内自行缓解。但是并不是所有妈妈都能自行痊愈，约20%的妈妈在产后一年仍存在症状，约13%的妈妈在产后两年仍存在症状，约40%的妈妈会在以后的日子里复发。

　　新手爸爸也会经历产后抑郁症。他们可能会感到悲伤、疲劳、不知所措、焦虑，或改变饮食和睡眠习惯，这与产后抑郁症的母亲有相同的症状。

3.2.2　什么情况要去专业机构就诊

大约 80%的女性在产后会体验到情绪低落，但如果这种负面情绪持续时间延长、程度明显加重，就可能会发展为产后抑郁症。产后抑郁症具备抑郁障碍的普遍特征，如情绪低落、烦躁、失眠、躯体不适、认知减退等，但也往往具有独有的特点，如情绪不稳、委屈等。所以产后抑郁从一开始便需要我们加深了解并进行早期干预。如果新手妈妈感到抑郁或悲伤，并存在以下 9 条症状中的至少 5 条，症状持续时间超过了 2 周，并且感到痛苦，照看孩子、做家务、工作能力也受到影响时，可以考虑为产后抑郁症，家人要带她到专业医疗机构寻求帮助，早期就诊、早期发现、早期干预尤为重要。

（1）情绪抑郁，感到情绪低沉和消极。

（2）对大部分活动甚至全部活动丧失兴趣，对自己喜欢的事也提不起兴趣。

（3）体重出现明显的波动，比如突然暴瘦和增重。

（4）出现失眠情况或嗜睡。

（5）精神运动性兴奋或阻滞，简单来说就是懒散无力。

（6）疲劳或乏力。

（7）遇事皆感毫无意义或负罪感。

（8）思维力减退或注意力涣散，简单来说就是恍惚。

（9）出现自杀想法或为其做准备。

3.3　如何治疗产后抑郁

1. 心理治疗

心理治疗可以使产后抑郁患者情绪得到宣泄，感到被支持、尊重、理解，从而增强信心，能够加强自我控制及与他人良好交流的能力，激发患者的内在动力去应对自身问题。同时不会给母乳喂养的婴儿造成任何危险。

2. 药物治疗

目前推荐使用选择性 5 羟色胺再摄取抑制剂（SSRIs），主要包括氟西汀、帕罗西汀、舍曲林、氟伏沙明、西酞普兰和艾司西酞普兰 6 种。SSRIs 是安全的，不良反应报告很少，对于大部分 SSRIs 而言，进入乳汁的药量小到检测不出来，所以母乳喂养对于健康足月儿而言总体是安全的。最常见的不良反应程度往往较轻，且无特异性，包括胃肠道反应、易激惹、喂食下降及睡眠紊乱。针对严重焦虑和/或失眠，可临时使用苯二氮䓬类药物。伴有精神病性特征的抑郁患者可能需要联用抗精神病药。

3. 物理疗法

最常用的物理疗法为改良电痉挛治疗（MECT）及重复经颅磁刺激（RTMS）。大量的临床证据证实，MECT 的有效率可高达 70%～90%。如具有强烈自杀及伤害婴儿倾向时可作为首选治疗。

4. 其他疗法

其他疗法如运动疗法、光疗、音乐治疗、饮食疗法等也被用来辅助产后抑郁的治疗。

♥ 3.4　如何帮助产后抑郁患者

3.4.1　产后抑郁的原因

导致产后抑郁的因素是多方面的：

（1）有抑郁发作病史或家族史的女性，50%会将抑郁带到产后，特别是产妇的母亲曾有产后抑郁症病史的人，也更容易患产后抑郁。

（2）内分泌水平变化。在怀孕期间，孕妇体内雌激素、孕激素水平升高，生完孩子之后会迅速降低至正常水平，激素水平的快速变化可能导致情绪抑郁。

（3）生产时不顺利或有产科并发症，比如妊娠高血压综合征、妊娠肝内胆汁淤积症、前置胎盘、胎盘早剥、妊娠糖尿病、子宫破裂、羊水栓塞、产后出血等。

（4）夫妻关系不好、丈夫不够体贴关心、家庭经济条件差、婆媳关系不好等原因，也会成为产后抑郁的诱因。

（5）产妇自身性格如果有好强、固执、自我为中心、与人相处不融洽、情绪不稳定、过分自我控制或过分追求完美等特点，就可能会成为抑郁症的高危人群。

（6）新手妈妈没有养育经验，缺少育儿知识和心理准备等都是产后抑郁的诱因。

3.4.2　产后抑郁的风险因素

任何新手妈妈都可能经历产后抑郁症，产后抑郁症可能在任何一个孩子出生后出现，而不仅仅是第一个孩子。但是，如果有以下情形，产后抑郁症的风险会增加：

（1）有抑郁症史，无论是在怀孕期间还是在其他时候。

（2）有双相情感障碍。

（3）之前怀孕后曾患有产后抑郁症。

（4）有抑郁症或其他情绪障碍的家族史。

（5）在过去的一年里，经历过压力事件，如妊娠并发症、疾病或失业。

（6）宝宝有健康问题或其他特殊需求。

（7）有双胞胎、三胞胎或多胞胎。

（8）难以母乳喂养。

（9）与配偶或其他重要人物的关系有问题。

（10）有经济问题。

（11）计划外怀孕。

3.4.3　产后抑郁的并发症

如果不及时进行治疗，产后抑郁症会干扰母子关系，并导致家庭问题。

对于母亲：未经治疗的产后抑郁症可能持续数月或更长时间，有时会成为慢性抑郁症。即使接受治疗，产后抑郁症也会增加女性未来患重度抑郁症的风险。

对于父亲：产后抑郁症会产生连锁反应，导致每个新生儿身边的人情绪紧张。当新手妈妈抑郁时，婴儿父亲抑郁的风险也可能增加。

对于儿童：患有未经治疗的产后抑郁症的母亲的孩子更有可能出现情绪和行为问题，如睡眠和进食困难、过度哭泣和语言发育迟缓。

3.4.4　家人或朋友该怎么做

家属需要了解产后抑郁疾病相关知识、给予产妇理解和体谅，并且需要带着产妇及时就医。

（1）家人如果发现产妇心情不好，请一定告诉她，这不是她的错，你们会陪伴她一起面对。要认同她的感受，不指责、不评判，带着同情心听她倾诉，与她多沟通交流、多陪伴。

（2）家人要肯定产妇为家庭和孩子的辛苦付出，要和她一起照顾孩子、料理家务，让她有自己的时间去做喜欢的事情。

（3）鼓励、支持产妇正视自己的问题，帮助她寻求专业人员的心理指导或者药物治疗，感谢她愿意积极去面对。

3.4.5　如何预防产后抑郁症

妊娠期预防：包括学习产后抑郁疾病的相关知识等，其内容可使孕妇正确认识妊娠、分娩生理，促进家庭成员之间的相互支持，减少孕妇的各种压力。

分娩期预防：分娩过程及疼痛对产后抑郁影响较大，家属需对分娩过程给予充分的关注，在生理上、心理上全力支持。

分娩后预防：对具有高危因素（孕前情绪异常、难产、滞产等）者进行干预，及早进行心理咨询与疏导。

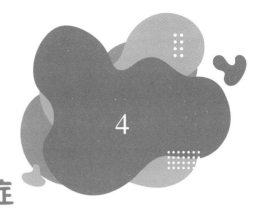

4

▶▶▶ 焦虑症

❤ 4.1　焦虑症的案例

　　D 先生今年 30 岁，去年研究生毕业后到某大城市从事软件开发工作。参加工作后，可能由于工作压力大的原因，他逐渐变得容易焦虑、烦躁，心里经常会出现一些莫名的担心，但自己也不知道在担心什么。他常常胸中憋闷，感觉喘不过气来，老是控制不住自己的情绪，一点小事儿就忍不住要大喊大叫，特别想把身边的东西都砸了，感觉只有这样，才能够把自己的情绪宣泄出去。脑子里经常会胡思乱想，难以停下来，担心的事情很多，如担心工作做不好会失业，担心身体不健康，感觉身体可能得了大病。他经常感觉身体不舒服，感到头晕、头痛，头部像戴了紧箍咒一样；有时还感觉胸闷，胸部像压了一块大石头似的；有时还感觉呼吸不过来，需要大口喘气才感觉舒服一些。到医院做了相关检查后也没有发现明显的问题。他睡眠很不好，主要是早醒和做噩梦，入睡也困难，23 点左右上床睡觉，总要到凌晨 2、3 点甚至 3、4 点才能睡着，但早晨 5 点左右就醒了。D 先生对自己的睡眠状况很恐惧，担心长期睡眠不足可能会让自己猝死。由于注意力不能集中，导致工作效率明显下降。领导看到他明显不在状态，找他谈过几次话。D 先生也认为自己可能无法胜任工作，准备辞职。

❤ 4.2　如何识别焦虑症

4.2.1　什么是焦虑症

　　焦虑症的基本特征是对诸多事件或活动产生过度的焦虑和担心。紧张度、持续时间、焦虑和担心出现的频率都与现实可能性或预期事件的冲击不成比例。个人发觉很难控制担心的情绪，难以控制这些担心的想法不打搅注意力，无法专注于手头上的任务。

　　患有焦虑症的成年人经常担心日常生活情况，例如可能的工作责任、健康和财务状况、家庭成员的健康、不幸的事情会发生在孩子身上，或一些很小的事情（例如约会迟到）。青少年儿童则倾向于过分担心他们的能力或学习成绩。在焦虑症的发展过程中，担心焦虑的对象会不断变化。

焦虑症的治疗目标是做到尽可能早诊断（出现情绪问题尽早寻找医生，不要拖延）；及时规范治疗（焦虑症的治疗分急性期、巩固期、维持期治疗）；尽快控制症状，提高临床治疗康复率；减少病残率和自杀率（个别严重焦虑症患者由于非常痛苦，可能出现自杀想法和行为，经过积极治疗，可以尽可能避免悲剧的发生）；坚持服药，定期至医师处复诊，以便防止复发。

4.2.2　什么情况要去专业机构就诊

焦虑的临床表现主要有以下几个方面：

（1）焦虑情绪。患者会体验到无明确对象且内容不固定的担心、烦躁、恐惧和紧张不安，或者患者的焦虑体验与客观情况严重不符（比如只是皮肤发红就担心得了破伤风，担心致命），觉得危险迫在眉睫或大难临头。患者明知不存在真正的危险，但却无法控制自己的不安。

（2）躯体症状。患者会有出汗、口干、面色潮红或苍白、头晕、胸闷，甚至胸痛、心悸、呼吸急促、尿频尿急、消化不良、便秘、腹泻等表现。

（3）神经运动性不安。患者可能有肌肉紧张、坐立不安、颤抖等症状，常伴有头颈部和腰背部肌肉酸痛及四肢乏力。

存在至少六个月的难以控制的对诸多事件或活动过分的焦虑和担心，本人感到痛苦或日常社会生活严重受影响。除了焦虑和担心外，还需具备下列症状中的至少三种：坐立不安，感觉紧张或烦躁，容易疲劳，注意力集中困难或思维出现空白，易激惹，肌肉紧张，睡眠紊乱。请到专业医疗机构寻求帮助，早期就诊、早期发现、早期干预尤为重要。

♥ 4.3　如何治疗焦虑症

临床治疗中可以采用：先药物治疗为主，心理治疗为辅；后心理治疗为主，药物治疗为辅。

（1）药物治疗。需要在精神科医生的指导下服药治疗，症状缓解后还需要坚持服用1年左右的药物，不可自行停药。帕罗西汀、艾司西酞普兰、度洛西汀、文拉法辛、丁螺环酮、坦度螺酮是常用的抗焦虑药物。早期合用安定类药物对尽快改善焦虑情绪意义较大。

（2）心理治疗。多项研究表明认知行为治疗（CBT）能显著减轻焦虑症症状，疗效与药物相当。其他的心理治疗，如放松训练、针对焦虑症特定症状的心理治疗方法、精神动力学治疗等也有一定疗效。

（3）家庭康复治疗。家庭康复治疗简便易行，患者容易接受，但要在医生的指导下，持之以恒，才能达到较好的效果。家庭康复治疗包括饮食的调整，适当的运动，自我心理调节等方法。

♥ 4.4 如何帮助焦虑症患者

4.4.1 焦虑症的原因

一个人可能患焦虑症的原因如下：

（1）遗传因素。研究表明焦虑症有家族聚集性，约40%的焦虑症患者有家族史。

（2）身体因素。大脑中神经递质（如 5-羟色胺、去甲肾上腺素、γ-氨基丁酸等）在焦虑的发生、维持和消除中有重要的意义。

（3）环境因素。焦虑症的发生常和生活应激事件相关，如人际关系问题、躯体疾病以及工作问题等。一些童年时期的经历，如父母过度保护、被虐待和威胁、与养育者过多分离，也可能是焦虑产生的原因。

4.4.2 家人或朋友该怎么做

对于焦虑症患者来说，家庭的气氛越和谐，对病情越有利，因为在一种融洽的氛围里，患者更愿意沟通、交流。所以患者的家属首先应该尊重患者，不能歧视患者；其次当患者出现症状时，家属要充分理解；最后，焦虑症患者的痛苦不是装的，不能因为检查后身体没有疾病，就去指责患者，家属的指责会给患者一种无形的压力和刺激，家属要尽可能包容和接纳患者。家属应该对患者采取一种支持、理解、包容、关心的态度，但这也并不是让家属一味地迁就病人，具体可以这样做：

（1）了解焦虑症的一般症状，包括身体紧张出汗、呼吸急促、可能晕厥、身体不能放松、时刻警惕仿佛危机即将到来、对未来过分担心。观察之后，如果具备这些症状，则应做好可能患有焦虑症的思想准备。

（2）评判患者病症的严重性，与患者沟通，如果时间在三个月以内，可以帮助患者做一些心理调节，如出去旅游，远离压力源。或者陪同患者做一些剧烈运动或者令其开心的事，转移注意力。如果时间已在三个月以上，一般心理调节已没有作用，应该劝患者进行治疗，在患者本人同意的情况下，预约有经验的心理专家进行咨询，共同制定治疗方案，这样才能帮助患者尽快康复。

（3）在治疗期间，家属对患者要有耐心，允许患者有哭闹等情绪发泄，并尽快转移他的注意力。家属对焦虑症也应有一个全面的了解，了解焦虑症的性质，消除疑虑，相信患者可以康复，相信专家的治疗，给予患者支持和鼓励，尽量不要表现出不耐烦和哭闹。

4.4.3　如何预防焦虑症

焦虑是人类的正常情感反应，是对感知到的外界威胁的一种适应性反应，具有心理和生理的双重特征。学会焦虑管理，防止正常焦虑情绪蔓延，避免正常的焦虑情绪发展成为焦虑症。

（1）适当运动。人体在运动时会引发调整情绪和激素的神经递质，不仅对身体健康有好处，对抗焦虑情绪也有利。平时做一些放松运动，可以帮助缓解紧张情绪。

（2）做好时间管理。管理时间不是让你把时间都用上，而是享用时间；管理时间不是安排日程的技巧，而是做决定的方法，知道自己要做什么；管理时间不是让你做完所有事，而是选择做最重要的几件事，并且把事情做完做好；管理时间不一定要准时，而是要处变不惊、灵活变通。

（3）学会寻求帮助。长期关系的人（亲人、关系很好的朋友）可以给我们带来心理支撑，不要都一个人扛，学会和别人倾诉，千万不要把自己封闭起来。

（4）加强自身心理情绪管理，学习了解一些放松技巧，以积极乐观的态度认识人和事物。

（5）学会寻求专业帮助。当发现自己状态持续不好，影响自己的工作和生活，自己完全不知道如何调整的时候，请寻求心理咨询师或心理治疗师的专业帮助。

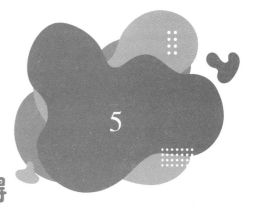

5

▶▶▶ 惊恐障碍

♥ 5.1　惊恐障碍的案例

　　E 女士今年 35 岁，三年前因经济压力与丈夫关系紧张，与丈夫处于冷战中。某天和朋友散步途中，突然心跳加快、心慌、胸闷、气喘、呼吸不畅，感觉自己要不行了，有濒死感，感觉非常恐惧害怕，出现一过性黑蒙、短暂抽搐。朋友也吓了一跳，赶紧叫出租车将其送到医院急诊科。到医院后做心电图检查，测得心率为 123 次/分，并安排心脏彩超检查。在等待检查时，患者症状逐渐缓解，持续 1 小时左右症状消失，检查未发现心脏异常，遂与朋友一起返家。但在接下来的一个月里，无明显诱因下又突然发作过几次，感到恐惧、心悸、出汗、震颤并伴有窒息感、濒死感，症状持续几分钟到半小时左右缓解。平时会焦虑紧张，容易烦躁，有时感觉上腹不适、胸部有堵塞感；有时感觉呼吸不畅、气短气虚、出汗、身上发冷、骨头酸痛、乏力。因害怕症状再次发作，不敢独自出门，在家人陪伴下到医院呼吸科、心脏科、风湿科就诊，做了很多相关检查均未发现异常。

♥ 5.2　如何识别惊恐障碍

5.2.1　什么是惊恐障碍

　　焦虑是日常生活中常见的现象，正常人在预期不利的情况下、执行无把握的任务时均可能出现相应的焦虑表现。但是 E 女士的焦虑是病态的，是急性焦虑障碍，又称惊恐障碍。这种疾病以反复出现的突如其来的惊恐体验为特征。患者在某些情况下突然感到惊恐，有失控感、发疯感、崩溃感，好像死亡将要来临，同时伴有严重的自主功能失调。

　　惊恐发作通常是以躯体症状为主要表现的突然发作，常令患者猝不及防，感觉自己患上了躯体重病，常常会第一时间拨打 120 电话，被急救车送至综合医院急诊。

　　典型惊恐障碍发作常发生在某些情况下（如散步、看电视、吃饭、聊天时），患者体验到突然发作的且不可抗拒的害怕、恐惧、忧虑和一种厄运将至的感觉。并出现躯体症状，如气促和窒息感、哽噎感、心悸和心跳加快、胸部不适或疼痛、出汗、眩晕、失去平衡感或晕厥、恶心或腹部不适、非真实感、麻木或针刺感、潮热或发冷、震颤或发抖、害怕即将死亡、害怕发疯或失去控制。患者会出现以上症状中的某一种或某几种，将上述症状归类的话，患者常会被送往急诊科、心脏科、神经内科、消化科、呼吸内科、疼痛风湿科、耳鼻喉科等科室就诊。

患者被送到综合医院后，不管被分诊到哪个科室，都会做各种相应的检查以明确疾病诊断，有些患者被送到医院后症状即可自行缓解，有些患者经过各种检查，结果或阴性，或无法解释其躯体症状，这常常使患者大惑不解："为什么我查不出具体疾病？"为此可能会再换医院进行检查，直到被建议到专科医院就诊。

惊恐障碍长期频繁发作后也可能发展成真正的心血管疾病，因此需要及时到专科医院进行治疗。惊恐障碍患者中大约有33%的患者能够痊愈，50%的患者会出现一定的功能损害，20%的患者会出现严重功能损害。

5.2.2　惊恐障碍相关知识点

1.女性更容易患惊恐障碍

女性的发病率约是男性的两倍，具体原因尚未得到阐明，可能的解释是女性成长中的不幸经历更多，遭受的生活事件更多。惊恐障碍的核心特点是以躯体不适症状为主诉的焦虑，同时伴有感觉将要发生严重后果的强烈担心。正是对躯体不适的"灾难化解释"导致患者惊恐发作，女性比男性更敏感，她们感觉到的躯体不适症状比男性感觉到的更强烈、更多。30岁年龄段是惊恐障碍发病的高峰年龄段。少数发病见于老年期。

2. 惊恐障碍的预期焦虑和回避行为表现

患者因遭受多次惊恐发作而常常害怕再次发作，为此惶惶不安，由于担心再次发作时发生危险，或者身边没有人陪伴，常常不敢出门，并且回避自认为可能再次出现惊恐发作的活动和场合，如不愿独自外出、不敢独自待在家里、不愿去人多拥挤的场所、外出必须有人陪伴，患者的回避行为常导致患者失去和朋友、家人团聚的机会，失去外出游玩的快乐。

3. 诊断惊恐障碍需要排除的躯体疾病

惊恐障碍的核心症状就是惊恐发作，但惊恐发作并非该病所特有，惊恐发作和有些躯体疾病的表现十分类似，必须排除躯体疾病，避免误诊误治。这些具体疾病包括：甲状腺功能亢进、甲状腺功能减退、心律失常、冠状动脉供血不足、二尖瓣脱垂、低血糖等，其中特别容易混淆的是二尖瓣脱垂，借助超声心动图检查可鉴别。如果患者首次就诊是在专科医院，应建议其至综合医院检查排除躯体疾病后再到专科医院就诊。但实际上，患者往往是在多家综合医院多科室检查后才会想到去专科医院就诊。

5.2.3　惊恐障碍临床表现

惊恐障碍的特点是发作的不可预测性和突然性，反应程度强烈，患者常体验到濒临灾难性结局的害怕和恐惧，但症状终止也很迅速。但是每个病人的症状不会完全相同，一般的临床表现特点如下：

1. 惊恐发作

突如其来的惊恐体验，伴濒死感或失控感，伴严重的自主神经功能紊乱症状，如胸闷、心跳过速、心跳不规则、呼吸困难或过度换气、头痛、头晕、四肢麻木和感觉异常、出汗、肉跳、全身发抖或全身无力等。发作期间始终意识清醒，高度警觉。通常起病急骤、终止也迅速，一般 10 分钟内达到高峰，很少超过 1 小时。

2. 预期焦虑

发作的间歇期仍心有余悸，担心再次发作，惴惴不安，也可能经常心慌、胸闷、肌肉紧张等。

3. 求助和回避

60%的患者由于担心发病时得不到帮助而不敢单独出门、不敢到人多的场合、不敢乘公交车、不敢到高速公路等，出门会感到焦虑不适。

♥ 5.3　如何治疗惊恐障碍

惊恐障碍的治疗目标是降低惊恐发作的频率和严重度，缓解预期性焦虑、恐惧性回避，治疗相关抑郁症状，使患者达到临床痊愈。最大限度降低共病率、减少病残率和自杀率。恢复患者功能，提高其生存质量。惊恐障碍的治疗原则是综合治疗（基于评估的药物治疗、心理治疗、家庭社会干预及物理治疗等）；全程治疗（急性期、巩固期、维持期）；个体化治疗。

1. 药物治疗

（1）抗抑郁剂。选择 5-羟色胺再摄取抑制剂（SSRIs）、5-羟色胺-去甲肾上腺素再摄取抑制剂（SNRIs）等抗抑郁剂为一线治疗药物。抗抑郁剂药物包括帕罗西汀、舍曲林、文拉法辛缓释片等。

（2）苯二氮䓬类。常在治疗初期和抗抑郁剂一起使用，抗焦虑作用起效快，首选氯硝西泮和阿普唑仑，氯硝西泮系中长效药物，患者较少停药，阿普唑仑作用时间短，在焦虑症状缓解后不宜长期使用，需要逐渐减量直至停服，避免形成依赖。

（3）其他药物：丁螺环酮、可乐定、吲哚洛尔、丙戊酸钠和非典型抗精神病药物。

2. 认知行为心理治疗

认知行为心理治疗作为惊恐障碍的首选治疗，可减轻对焦虑产生的躯体反应的害怕，帮助患者面对恐惧性场景，减少对恐惧性场景的回避行为。治疗方法包括内观暴露、情景暴露、认知重构、呼吸控制、应用放松训练。

3. 支持性心理治疗

向患者解释疾病的性质及预后，解释躯体疾病和焦虑的关系，焦虑解除后躯体症状可减轻，给患者以信心，减轻患者的心理负担和发作间歇期的焦虑情绪，鼓励患者坚持医生制定的治疗计划，同时向患者家人宣教家庭的支持和陪伴对患者康复的重要性。

♥ 5.4　如何帮助惊恐障碍患者

5.4.1　惊恐障碍的原因

1. 生理因素

焦虑障碍可能与基因遗传相关，部分患者报告他们的家人患有或曾经患有惊恐障碍或其他情感障碍，如抑郁症。双生子的研究确认了惊恐障碍基因遗传的可能性。惊恐障碍也可能与生物性功能失调相关，尽管具体的生物性标志还未确定。

2. 心理因素

应激生活事件会触发惊恐障碍。有些研究人员把生活应激源比作自动调节器，即当压力削弱了你的抵抗力时，潜在的身体易感性就会被激活并引发惊恐发作。

3. 共同作用

惊恐障碍的生理因素和心理因素共同起作用。尽管最初的发作可能是突如其来的，但由于患者对发作的躯体症状做出回应，而最终引发真正的惊恐发作。

5.4.2　家人或朋友该怎么做

1. 要充分理解病人

千万别以为病人是装病、无病呻吟，是为了博取家人的关注、同情和理解。家属应该充分地认识到，这确实是一种疾病，而且这种疾病会让人感到非常的痛苦。

2. 要学会适当安慰病人

告诉病人，这个病不会导致非常严重的后果，经过科学规律的治疗，以后会痊愈的。

3. 及时让病人去心理科或精神科医生那里接受治疗

不能讳疾忌医，或者不去精神科而去其他科室治疗，这样会耽误治疗的进程。

4. 督促病人配合治疗

大部分惊恐障碍病人需要服用药物，要让这一部分病人认真服药，病情好转以后，巩固治疗一段时间，不能好转了就不治疗了，这样会使病情容易复发。

5.4.3 如何预防

（1）在医生指导下用药，切忌自行增减药物剂量及自行停药。

（2）需在心理医生指导下改变不健康的思维及行为模式，制定相应计划，改善思维习惯。

（3）加强自我情绪管理。

（4）不要试图逃避那些诱发惊恐发作的情景或因素。

（5）意识到你们的恐惧是没有根据的。

（6）当惊恐发作时可尝试用浅慢呼吸或其他方法使自己放松。

（7）平时保持健康的生活方式，适当运动锻炼（增加有氧运动），限制咖啡因摄入。

（8）加入支持团体，加强放松训练、呼吸练习，适当练瑜伽、按摩、气功、耳穴贴压、听舒缓音乐等。

6

▶▶▶ 强迫症

♥ 6.1　强迫症的案例

　　小 F 今年 17 岁，非常怕脏，这种"怕脏、不干净的"想法每天多次出现于她脑海中。她觉得周围环境充满了各种不安全因素，如细菌、病毒等，进而反复洗手，严重时，每天洗手次数高达 50 次左右，导致双手皮肤溃烂。虽然这种行为令她烦恼并引起皮肤破裂出血，但其无法停止这种行为。小 F 说自己变得愈来愈心烦，甚至会因此发脾气，说自己知道没有必要，常刻意控制其行为，但几乎都以失败而告终。坐车时，她会不自主地去数路边的树、电线柱子，少数的话会自觉烦躁感强烈。不敢自己去厨房，害怕尖锐的菜刀、剪子、筷子、勺子等，担心自己失控会伤及家人。不敢独自去高处，害怕自己失控跳楼。由于长期处于强迫状态，小 F 痛苦不堪，自觉"没救"了，自诉最近"轻生想法"比较强烈。小 F 说知道自己出现上述想法和行为"肯定不正常"，但她似乎无法停止自己的行为。小 F 的妈妈说女儿一直很乖、很优秀，在校一直很受欢迎，有许多朋友，学习在全校名列前茅，平时做事认真，严于律己，是一个要求完美的人，不仅在学校学习很好，在生活上也非常干净利索，自己的房间整理得井井有条、一尘不染。

♥ 6.2　如何识别强迫症

6.2.1　什么是强迫症

　　强迫症的主要特点是反复或重复出现的想法或行为，明知不合理或过分但难以控制或摆脱，需要通过重复或反复确认来减轻痛苦。临床上一般分为强迫思维（或观念）和强迫行为（或动作）两方面。

　　1. 强迫思维

　　强迫思维是指头脑中反复出现的、不需要或闯入性的想法、怀疑、表象或冲动。它的出现会令人痛苦、矛盾。

常见的强迫思维主要有：

（1）强迫担心或怀疑：担心已经做过的事情没有做好、怀疑被传染上了某种疾病、因为自己说错话而被人误会等。

（2）强迫回忆：反复回忆经历过的事件、听过的音乐、说过的话、看过的场面。在回忆时如果被外界因素打断，就必须从头开始回忆，因怕人打扰自己的回忆而情绪烦躁。

（3）强迫性穷思竭虑：患者对一些常见的事情、概念或现象反复思索，刨根究底，自知毫无现实意义，但不能自控。如反复思考"人为什么会说话?""天为什么会下雨?""地球为什么是圆的，而不是方的?""1加1为什么等于2?"。

（4）强迫对立观念：患者脑中出现一个观念或看到一句话，便不由自主地联想起另一个观念或词句，且性质对立。如想起"和平"，马上就联想到"战争"；看到"美"，脑中即出现"丑"。

2. 强迫行为

强迫行为是指重复的行为或者心理活动，一般继发于强迫思维或受其所驱使，多为非自愿的，但又很少被克制。常见的强迫行为主要有：

（1）强迫检查：做事总不放心，反复检查，总怕家中出问题或遭遇不幸，从而特别焦虑。常表现为反复检查门窗、煤气是否关好，电插头是否拔掉，作业是否做对等，严重者检查数十遍仍不放心。

（2）强迫洗涤：患者为了消除对受到脏物、毒物或细菌污染的担心，表现为反复不断地洗手、洗澡、洗衣服、餐具等。

（3）强迫询问：强迫症患者常常不相信自己的所见所闻，为消除此疑虑所带来的焦虑，常不厌其烦地询问他人（尤其是家人），以获得解释和保证，如反复询问自己是否说错话、有无做错事等。

（4）强迫计数：如见到路灯、树、台阶或窗户等就控制不住地反复数，甚至路过的车辆和行人也要不停地数。

6.2.2　什么情况要去专业机构就诊

当疾病严重影响生活、工作时，请到专业医疗机构寻求帮助，早期就诊、早期发现、早期干预尤为重要。

♥ 6.3　如何治疗强迫症

强迫症的治疗主要有药物治疗、心理治疗及物理治疗。

药物治疗是强迫症最主要的治疗方法之一，通过5-羟色胺再摄取抑制剂（SSRI），包含氟西汀、帕罗西汀、舍曲林、西酞普兰和艾司西酞普兰等，其特点是能够调节脑内

5-羟色胺等神经递质的功能，进而起到缓解焦虑、改善强迫症状的作用。

物理治疗方法主要有经颅磁刺激、改良电抽搐治疗、深部脑刺激等。

强迫症的发病与病前性格、自幼生活经历、社会心理因素及精神创伤等密切相关，因此强迫症治疗中可辅以适当形式的心理治疗。目前强迫症的主要心理治疗方法有行为疗法、精神分析疗法、认知疗法、认知行为疗法、森田疗法和支持性心理治疗等。

1. 精神分析疗法

精神分析更多通过精神分析技术帮助强迫症患者理解症状产生的原因，如家庭关系、生活方式、个性形成等。强调通过领悟、改变情绪体验以及强化自我人格力量的方法去分析和解释各种强迫症状之间的矛盾冲突，以此达到治疗的目的。

2. 认知行为疗法

认知行为疗法（CBT）侧重于改变认知，以推翻错误或不合理的认知行为基础，重建新的合理认知来改变行为和情绪。认知行为治疗也能够帮助患者朋友加深对强迫症的理解和洞察，增强患者朋友正确应对强迫症的能力，促进其心理发展和成长。

3. 森田疗法

森田疗法是 20 世纪 20 年代日本精神病学家森田正马博士创立的一种基于东方文化背景的心理治疗理论与方法。"顺其自然，为所当为"为强迫症患者指明了正确的方向。所谓"顺其自然"，并非随心所欲。情绪不是可由自己的力量所能左右的，想哭就哭，想笑就笑。对不能被自己的力量所左右的情绪，不要逃避，顺其自然地接受，做应该做的事，这就是顺其自然。以顺其自然的态度，控制可以控制的，不去控制那些不可控制的，对于我们不能控制的变化，适应和接纳。"为所当为"就是生活中做当下该做的事情。

以上方法均需要专业人士根据患者本人的具体情况来提供具体疗法，无好坏对错之分，不同的方法适合不同的人。

♥ 6.4　如何帮助强迫症患者

6.4.1　强迫症的原因

疾病的成因是多方面的，并且有概率问题，很少存在单一的因果关系。同样，强迫症的成因也是错综复杂的。强迫症的成因大体分成两种：生物学因素和心理—社会因素。

1. 生物学因素

（1）遗传：强迫症有明显的遗传倾向，尤其是一级亲属有强迫及相关障碍的，个体患病风险高 2～5 倍，遗传基因相似度越高的家庭，成员患强迫症的概率越接近。

（2）神经生化因素：一些脑部神经的损伤可能会引发强迫症，比如癫痫、脑肿瘤、脑外伤等，一些感染和感染后自身免疫综合征损伤儿童的基底神经节，可能导致儿童突然出现强迫症状。

2．心理—社会因素

（1）人格特点：15%～35%的患者具有强迫性人格特征，如内向、胆小、认真、优柔寡断、严肃、刻板、循规蹈矩、追求完美等。

（2）家庭因素：研究发现强迫症患者存在不良的家庭环境，如家庭成员间亲密程度低、缺乏承诺和责任、对立和矛盾冲突较多等。

（3）诱发因素：患者常常可以追溯到来源于日常生活中的各种压力、挫折、躯体疾病等，而且多数在心理压力状态下病情波动。青少年起病者常见的心理因素有学习压力、同学关系、恋爱挫折等，以及父母对子女的教育方式过分严厉、教育不一致等。

6.4.2　家人或朋友该怎么做

对于你家人或朋友的强迫症状，你的应对方式将对他的预后与康复带来巨大影响。负面的评价与批评很可能会加剧他的病情，安静而有力的支持则可以大大改善治疗效果。

（1）避免进行个人评价。请记住，他的强迫行为只是疾病的症状，而非性格缺陷。

（2）不要因为他的强迫症而训斥他，或是告诉他停止那些无意义的仪式动作。他无法遵从，而这样的压力只会让他的强迫行为变得更糟。

（3）请尽可能保持耐心与体贴。每位患者都需要以他自己的节奏克服这一问题。他做出的每一次成功的尝试都值得赞扬，你可以专注于他生活中积极的一面。

（4）不要帮助他进行强迫行为。帮助他进行他的仪式行为只会强化他的强迫症状。支持他，而非帮助他进行仪式行为。

（5）进行积极而有效的沟通。沟通可以帮助你在支持他克服强迫症状与进一步伤害他之间寻找一个平衡。

（6）保持你的幽默。对于他的强迫症状中有趣而荒谬的地方，你可以和他一起开开玩笑，这将有助于他脱离这种疾病，但也请确保你爱的人并未因这些玩笑而感到冒犯。

（7）不要让强迫症占据所有家庭生活。你们可以一家人坐下来好好谈谈如何共同应对他的强迫症状，请尽量保持正常的家庭生活，并为他提供一个轻松愉快的家庭环境。

6.4.3　如何自我调整

1．学会如何抵抗强迫行为

无论你的强迫症状有多么严重，你仍可以尝试用一些方法来帮助自己，最有效的方法之一就是消除那些不断强化你强迫观念的行为与仪式。

（1）不要回避你的恐惧。

逃避那些让你产生强迫性念头的情境，似乎是一个好方法，但实际上你越是回避，它们就越会抓住你不放。因此，你需要让自己接触这些情境，然后试着抵抗那些冲动，或延迟完成你的强迫动作。如果抵抗对你来说过于困难，你也可以尝试减少进行仪式行为的时间。同时，让自己一次次地暴露于这些引发强迫性冲动的情境会逐渐减轻你的焦虑。

（2）对你的强迫性冲动有所预期。

如果你在强迫性冲动来临之前对其有所预期，你可以更好地应对它们。例如，如果你的强迫行为包括反复检查门是否锁好、窗是否关上、电器开关是否关掉等，你可以在第一次锁门或关闭电器的时候格外留心。

① 在脑海中建立一张牢固的思维图像，并告诉自己"窗子已经关上了"或者"我已经看到煤气关掉了"。

② 当稍后出现再次检查的冲动时，你便可以更加轻易地告诉自己"这只是自己强迫性的想法罢了"。

（3）转移你的注意力。

当强迫性的想法与冲动闯入你的脑海时，你可以试着转移你的注意力。你可以去慢跑、散步、听音乐、看书、上网、打游戏、打电话或织毛线。无论做什么，关键是去做你喜欢的事，并至少持续15分钟，从而延迟应对你的强迫观念与冲动。延迟的时间结束时，重新评估你的冲动。许多情况下，你会发现那些冲动已不再那么强烈，接下来你可以尝试延迟更长一段时间。延迟的时间越长，你的强迫症状就越有可能好转。

2. 挑战强迫观念

每个人都会偶尔因一些令人不安的想法或担忧而苦恼，但强迫症却会使你的大脑卡在某个特定的令人焦虑的念头上，让它在你的脑海中一遍遍回放。以下技巧可以帮助你从中挣脱出来。

（1）写下你的强迫观念。

随身携带小本子和笔，或是记录在手机或笔记本电脑上。当强迫观念侵入你的脑海而挥之不去时，把所有想法与冲动写下来。

持续写下你的强迫性念头，把你的所思所想完整无误地记录下来，即使你在不停重复一句同样的句子。

记录可以帮助你了解你的强迫观念是如何循环往复的。

一遍遍写下同样的句子会让你的强迫性冲动逐渐地不那么强烈。

记下你的思考过程比仅仅进行思考要困难得多，所以你的强迫观念很可能更快地消失。

（2）为强迫症腾出一段"忧虑时间"。

也许你一时无法抵御你的强迫观念与冲动，但你可以为它们重新安排时间。

① 每天腾出一个或两个10分钟的"忧虑时间"，在这段时间里，你可以专注于你的强迫观念与冲动。选择一个固定的时间和地点（例如在客厅中，时间为早晨8:00—8:10，

下午 5:00—5:10 ），时间不宜过晚，这样可以避免你在睡前仍感到焦虑。

② 在"忧虑时间"中，将注意力集中在你的强迫性想法与冲动上，不要试图纠正它们。当"忧虑时间"结束时，可以进行几次深呼吸让自己平静下来，抛开你的强迫性念头与冲动，回归到正常生活中。而一天中其余的时间则被定为"无忧虑时间"。

③ 当你的强迫观念或冲动在"无忧虑时间"出现时，你可以把它们记下来，告诉自己留到"忧虑时间"去处理它们，并继续你的日常生活。

④ 在"忧虑时间"回顾你的"忧虑笔记"。你可以在此时反思你白天写下的强迫性想法与冲动，如果它们仍然困扰着你，那就让自己对它们进行反复思考，但仅限于在这段你所腾出的"忧虑时间"中。

（3）录下你的强迫观念。

你可以专注于一个特定的强迫观念，并用录音机、笔记本电脑或手机将它录下来。

① 把你的强迫性念头用语句或故事完整无误地讲述出来。

② 每天花上 45 分钟的时间反复回放这段录音，直到聆听这段录音不再让你感到极度痛苦。

③ 不断直面你的强迫性想法与担忧将使它们所引发的焦虑情绪逐渐得到缓解。你可以对不同的强迫观念不断重复这一练习。

（4）战胜强迫观念的四步法。

精神病学家 Jeffrey Schwartz 在他的《脑锁：如何摆脱强迫症》一书中阐述了应对强迫观念的四步法：

① 重新标记（Relabel）。意识到侵入脑海的强迫观念与冲动是你的强迫症状而已。例如，告诉自己"我不觉得我的手是脏的，而是我的强迫观念让我觉得我的手很脏"或者"我没觉得我有必要去洗手，是我的强迫性冲动驱使我去完成洗手这一强迫行为方法"。

② 重新归因（Reattribute）。意识到是你的强迫症让那些想法或念头强烈而挥之不去，这可能与你大脑中出现的生化不平衡有关。告诉自己"这不是我，这只是我的强迫症"，让自己清楚那些强迫观念与冲动是无意义的，只是来自大脑的一些错误信息。

③ 重新集中（Refocus）。通过转移你的注意力来绕开你的强迫性念头，至少保持几分钟时间。做另一件事，并告诉自己"我出现了强迫症的症状，我需要去做另一件事"。

④ 重新评估（Revalue）。不要从表面上评估你的强迫症，它本身并不重要。告诉自己"这只是我愚蠢的强迫观念。它没有任何意义，只是我的大脑在作祟。没有必要留意它"。请记住：你没法让这些想法消失，但你也不需要去留意它们，你可以试着将注意力放在别的事上。

3. 改变生活习惯

健康的生活习惯可以帮助你减轻焦虑，进而能让你更好地抵御你的强迫性念头、恐惧与担忧。

（1）有规律地锻炼。

运动是一种天然而有效的缓解焦虑的方式。当强迫性想法与冲动出现时，它可以帮助你转移注意力，进而缓解你的强迫症状。在多数时间里保证每日 30 分钟或更长时间的有氧运动是最为有效的，或者你也可以将它拆分为一天中多次时长为 10 分钟的运动。如果你在运动时同时进行冥想（留意你的呼吸与动作），效果将更好。

（2）保证充足的睡眠。

焦虑与担忧可能导致失眠，而睡眠不足也可以反过来加重焦虑情绪。充分的休息可以让你更轻松地保持情绪的平衡，这对应对诸如强迫症这一类焦虑障碍而言是极为重要的。

（3）避免酒精与尼古丁的摄入。

酒精可以暂时性地缓解焦虑，但当这种作用逐渐消退后，它实则可以引发焦虑症状。同样，吸烟也许会让你一时平静下来，但尼古丁实际上是一种强大的兴奋剂。吸烟并不会降低焦虑水平，反而会加剧强迫症状。

（4）练习放松技巧。

尽管压力的存在并不会引发强迫症，它却可以触发或加剧强迫症状。正念冥想、瑜伽、深呼吸或其他放松技巧可以帮助你降低总体的压力水平，进而有助于应对你的强迫性冲动。有规律地进行放松技巧的练习是最为有效的。

4. 寻求他人的帮助

当你感到孤立无援时，你的强迫症状很可能会加剧。因此，寻求他人的支持，为自己建起一个强大的后盾是十分重要的。你与他人的联系越多，你就越不会觉得自己是脆弱而无助的。

（1）与家人和朋友保持联系。

强迫观念与强迫行为可以逐渐吞噬你的生活，直到你与社会孤立隔绝，而孤独则会加剧你的强迫症状。因此，与家人和朋友保持联系是极为重要的。你可以和他们进行面对面的交谈，告诉他们你的担忧与冲动，这将使得这些强迫性想法变得不那么真实而恐怖。

（2）加入强迫症支持小组。

参加支持小组会让你意识到，在与强迫症的斗争过程中，你从不是孤独的。在支持小组里，你可以在分享自己经历的同时，从其他强迫症患者那里汲取经验。

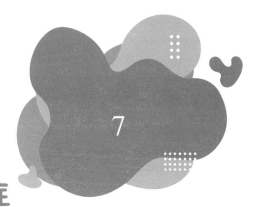

7

▶▶▶ 疑病症

♥ 7.1 疑病症的案例

　　小 G 性格内向，不爱和人打交道，整天就是看书、上网。前不久，他无意中一称体重，原本就消瘦的他比原先又瘦了几斤。他联想到自己有好几天吃不下东西，便怀疑自己胃有毛病，后来又觉得呼吸困难，又怀疑自己是不是得了肺癌。到医院做了癌症筛查、胃镜等检查，都没有发现问题。他不死心，到书店买了好几本医学类书籍，越看越觉得书上写的症状和自己的差不多，再到网上查看相关健康信息，也感觉能"对号入座"，为此他忧心忡忡。他单位体检、各种医学检查都很正常，但小 G 就是不相信检查结果，多次往大医院里跑，但还是没有查出什么毛病。他为看病请了不少假、花了不少钱，专家、家人都劝他放心，但他就是不相信自己没病。

♥ 7.2 如何识别疑病症

　　疑病症（hypochondriasis）又称疑病性神经症（hypochondriacal neurosis），主要指患者担心或相信患有一种或多种严重躯体疾病的持久的先占观念，病人明显指出哪里不适，反复就医，虽然经反复医学检查都是阴性，医生解释没有相应疾病都不能打消病人的顾虑，常伴有焦虑或抑郁，患者对自己身体健康状况焦虑不安的严重程度与其实际健康状况并不相符。

　　有下述至少一项表现，就有疑病症的倾向：

　　（1）对身体健康或疾病过分担心，其严重程度与实际情况明显不相称。

　　（2）对通常出现的生理现象和异常感觉做出疑病性解释。

　　（3）牢固的疑病观念，缺乏充分根据，但不是妄想。

　　（4）对于疑病症，反复就医是常见的一种情况。他们主诉身体各方面的不适，就部位而言，以头、颈、背、胸部居多。躯体不适症状众多，如恶心、反酸、腹泻、心悸、胸痛、呼吸困难等。常伴有焦虑、忧虑、恐惧和植物神经功能障碍症状。

（5）常表现出易激怒、易紧张和易烦恼等气质特点。

♥ 7.3　如何治疗疑病症

在排除躯体疾病、诊断明确之后，应该建议患者停止各种不必要的检查。疑病症的治疗一般以药物治疗为主，辅以心理治疗。

1. 药物治疗

药物治疗主要针对患者的抑郁、焦虑等情绪症状，可使用抗焦虑与抗抑郁药，如选择性 5-羟色胺再摄取抑制剂、苯二氮卓类药物等。对于确实难以治疗的病例可选用小剂量的非典型抗精神病药，如喹硫平、利培酮等以提高疗效。

2. 心理治疗

从心理治疗的立场说，治疗此类病人，重点在于先满足病人的关心需要，尽量给予安全感、依赖感，使病人获得心理上所需的安全感。尽量避免和病人争论其所申诉的身体症状，而是帮助病人如何去处理所面对的心理问题。

♥ 7.4　如何帮助疑病症患者

7.4.1　疑病症的原因

疑病症多起源于某些"诱发因素"，如经济压力、人际交往的压力、与异性关系中存在的障碍、某些突发的精神创伤、学习压力等。患者常自我暗示或联想自己会死于某种重大疾病。

1. 心理社会因素

如婚姻的改变、子女的离别、朋友交往减少、生活的稳定性受到影响、缺乏安全感等均可成为发病的诱因，有一部分病人，在躯体遇到疾病以后，通过自我暗示或联想而疑病。

2. 素质因素

易感素质也是重要的发病基础，此类病人人格特征为敏感、多疑、主观、固执、谨小慎微，对身体过分关注，追求完美。

3. 医源性影响

原发性疑病症的起病与心理社会因素和人格缺陷有一定关系。错误的传统观念、既往的经历以及医生不恰当的言语、态度和行为，对疑病观念的形成都可产生不良影响，特别是医源性影响，值得重视。某些病人在就医过程中，长期不能确诊，反复检查，或诊断错误，或治疗失当，或被迫接受手术等，都可能促使疑病观念的产生。

处于青春期或更年期的人，较易出现植物神经不稳定的症状，如心悸、潮热等。对这类生理现象过分敏感、关注，甚至曲解，也是疑病性不适感产生的原因之一。

7.4.2　如何自助

疑病症是一种严重的心理疾病，以下自助方法只能针对病情较轻的患者，或者作为在专业机构治疗同时的辅助自助手段。

1. 适当运动

根据患者身体状况适当进行一些户外运动，可以有效地缓解患者的疑病症状。家属注意督促患者积极参加集体活动和一些娱乐治疗，或参加体育锻炼，从而获得有用感和价值感，转移其注意力，使之逐步摆脱疑病观念，改善自己的不良心境。

2. 转移注意力

如果疑病症患者能够将注意力从自己的病情上转移出来，不过分地把自己的身体状况放在心上，可以使疑病症状减轻。要想使疑病症有所缓解，就应建立一种新的生活方式，如发展几种爱好，广泛结交朋友，加强对未来生活的参与，使自己忙起来。这样就没有精力过分地关注自己，没有时间忧心忡忡、思虑重重，而将病情置于脑后。这种疑病症心理疗法有利于消除患者躯体不适，并使其在紧张忙碌的生活中，具有充实感和成就感。忘记"恶疾"，可以说是反向治疗中最有效的疑病症疗法。

3. 调整心态

心态调整是国内外心理专家们公认的最有效的自我治疗疑病症的心理疗法。心理专家表示，疑病症患者普遍爱钻牛角尖、精神紧张、性格内向、固执好辩、胆小怕事，并且对自身特别专注，容易接受暗示。疑病症患者要了解自己的性格对疾病产生的影响，要注意改善自己的性格。

4. 角色转换

许多疑病症患者容易沉浸在患者的角色之中无法自拔，因此需要家属向患者说明其疾病是功能性的，而不是器质性的疾病。要指导患者正确对待疾病，疾病并不会因为我们的警惕性高而有所减轻，也不会因为我们的警惕性低而加重，但往往过度的警惕和紧张反而会造成心理上的不适和精神上的沉重负担，从而降低生活质量。

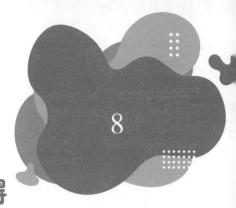

8

▶▶▶ 躯体症状障碍

❤ 8.1　躯体症状障碍的案例

　　两年前 H 女士的母亲突然被查出肝癌晚期，一年前去世，H 女士感到打击巨大。H 女士近一年工作压力大，因孩子教育问题经常与爱人吵架。她年前开始出现胃部不适，进食不易消化，服胃药后未见缓解。后来胃部不适感不断扩散，有时候觉得胸口憋闷、喘气困难。H 女士以为自己得了胃病或者心脏病，到医院心内科、消化内科就诊，做了血常规、生化全套、甲状腺功能、脑电图、动态心电图、肺部 CT、胸椎 CT、胃镜等检查，结果均无明显异常。逐渐，H 女士开始担心自己是不是也会像母亲一样得了恶性肿瘤，于是她开始检查各项肿瘤标志物。到神经内科检查头部核磁，但核磁报告正常。拿到各项报告均显示正常的 H 女士担心结果出了差错，又去其他大医院寻找病因，但一次次的结果都告诉 H 女士她的身体没有问题，但她仍然认为自己可能有严重问题，食不下咽、夜不能寐，家人觉得 H 女士像是变了一个人，她整天愁眉不展，唉声叹气。

❤ 8.2　如何识别躯体症状障碍

8.2.1　什么是躯体症状障碍

　　躯体症状障碍，是患者存在一种或者多种身体不适，并对自身不适或者健康过分担心，造成明显身心痛苦的疾病，是精神科常见的一种疾病。

　　如果患有躯体症状障碍，一般会有以下表现。

　　（1）假性神经系统症状：吞咽困难、失音、失明、复视、视物模糊、昏倒或意识丧失、记忆缺失、行走困难、肌肉乏力、排尿困难、异常皮肤感觉等。

　　（2）胃肠道症状：腹痛、恶心、呕吐、不能耐受某些食物、腹泻、便秘等。

　　（3）性心理症状：性欲冷淡、性交时缺乏快感、性交疼痛、阳痿等。

　　（4）女性生殖系统症状：痛经、月经不规则，月经过多，整个妊娠期出现严重呕吐，不得不住院。

（5）疼痛：背、关节、四肢、生殖器等部位疼痛，排尿疼痛及其他疼痛等。

（6）心肺症状：气促、气短、心悸、胸痛、头晕等。

那么我们该如何判断自己是否有躯体症状障碍呢？这类疾病的患者通常有以下特点：

（1）描述各种各样的身体症状和身体不适，但是检查结果却只有轻度的异常甚至没有异常。

（2）反复去医院做全身检查，但始终不相信专业医生的解释和检查结果。

（3）过度关心自身的健康问题和身体微小的变化，往往不能进行正常的工作和学习。

8.2.2　什么情况要去专业机构就诊

躯体症状障碍（Somatic Symptom Disorder）是一种以各式各样、经常变化的躯体症状为主的精神障碍，此定义来自美国精神疾病诊断与统计手册第 5 版（DSM-5）。患者因持续担忧各种躯体症状而反复求医，但检查结果往往没有明显的阳性，医生反复解释仍不能使患者的顾虑停止。澳大利亚 John Murtagh 医生曾在他的著作中提过这一类患者，他们是医院或诊所的"常客"，主诉是各种症状，不断地要求做各种检查，然而体检和检查结果总是不能合理地解释患者的主诉或症状。

1. 临床表现

症状可涉及全身多个系统或器官，其中较常见症状包括消化道不适感（如腹痛、打嗝、反酸、呕吐、恶心等）、躯体疼痛、异常感觉（如瘙痒、烧灼感、麻木感等），也有性及月经相关主诉。可以有一个固定症状或经常改变的不同症状。患者对这些症状有过度担忧或持续性想法。部分患者存在共病，如抑郁或焦虑等情绪障碍。

2. 诊断标准（DSM-5）

（1）1 个或多个躯体症状，使个体感到痛苦或导致日常生活受到显著破坏。

（2）与躯体症状相关的过度想法、感觉或行为，或与健康相关的过度担心，表现为下列至少 1 项：① 与个体症状严重性不相称的和持续的想法；② 有关健康或症状的持续高水平焦虑；③ 投入过多的时间与精力到这些症状或健康的担心上。

（3）虽然任何一个躯体症状可能不会持续存在，但有症状的状态是持续存在的（通常超过 6 个月）。

注意：在相关检查后，上述的躯体症状不存在与主诉相对应的器质性疾病；还要关注患者人际关系、社会因素、家庭环境等方面的影响，多数患者可能无意识/否认这些方面的问题。

3. 严重程度

（1）轻度：只有 1 项符合上述诊断标准的症状。

（2）中度：2 项或更多符合上述诊断标准的症状。

（3）重度：2项或更多符合上述诊断标准的症状，加上有多种躯体主诉（或1个非常严重的躯体症状）。

如果符合上述情况，请到专业医疗机构寻求帮助，早期就诊、早期发现、早期干预尤为重要。

❤ 8.3　如何治疗躯体症状障碍

8.3.1　躯体症状障碍的治疗

躯体症状障碍的治疗一般提倡综合治疗，包括药物治疗、心理治疗、物理治疗和患者自身的调节四大部分。

1. 药物治疗

药物治疗主要以抗焦虑药物进行治疗。请注意，此类药物必须要在专业医师的指导下服用，一定谨遵医嘱。千万不要自行增减药物，这样的行为很可能会导致严重的不良反应，导致病情的加重。

2. 心理治疗

心理治疗包括个体心理治疗和团体心理治疗。通过心理治疗，可以帮助患者了解自己的身体症状，了解自己的生活状态，与病友之间相互交流、相互鼓励，学习合理发泄情绪和放松自身的方式，建立良好的生活习惯。

3. 物理治疗

物理治疗包括经颅磁电刺激、生物反馈训练。

4. 自身调节

患者在专业医师的指导下，能更清楚地认识自身所患的疾病，可以识别、察觉自己的情绪，并调节情绪。患者可以通过向家人朋友倾诉、运动、唱歌、绘画等方式表达自己的情绪，调整自己的生活习惯，减少对自己身体症状的关注。

8.3.2　躯体症状障碍的认知行为治疗

1. 关于躯体症状的心理教育

让患者学习到，病痛是一种由生理因素与心理因素共同参与的多维现象，有时疼痛甚至可以独立于躯体症状而存在。强调认知和情绪在病痛感知中的重要性。

2. 设定合理治疗目标

有些患者期待CBT可以完全消除自己的躯体化症状，但症状缓解的程度存在很大的个体差异。但即使患者无法大幅缓解症状，也可以学习到如何与症状共同生存，减少症状对生活质量的负面影响。

3. 自我监测

患者需要完成病症日记，主要是用于记录病症出现时经历的事件、疼痛强度、当下的情绪和想法。也可以把症状强度的变化与情绪变化制作成线状图，更清晰地看见它们变化的趋势和节点。

4. 学习放松方式

学会并练习放松技巧，包括呼吸练习、渐进式肌肉放松（Progressive Muscle Relaxation）。在专业人士的指导下，掌握技巧并反馈自己的体验。如同家庭作业般，在生活中尝试这些放松技巧，并把其中的感受和情绪变化记录进症状日记中。

5. 识别并挑战消极的核心信念

引导患者察觉自己的灾难化认知与不合理信念，例如"我永远不会好起来了，疼痛击垮了我"。带领患者去挑战这些信念，把患者的成功抗病症经历放大并分析，从中找到掌控感和自信。并结合新学习的技术与理念，构建更加适应性的信念和认知。

♥ 8.4 如何帮助躯体症状障碍患者

8.4.1 躯体症状障碍的原因

目前躯体症状障碍的病因机制尚不明确，但通常与以下原因相关：

（1）大量的负面生活事件，包括工作学习压力过大、情感事业不顺、家庭不和、缺乏关爱等。

（2）具有一定焦虑特质，这类患者通常个性急躁、追求完美、反复犹豫、斤斤计较。

（3）无法表达不良情绪。

这类患者找不到情绪的发泄口，没有办法正常地通过语言、表情、行为、动作等方式将负面情绪发泄出来，便以身体为载体，通过心慌、气促、腹痛腹胀、肌肉疼痛紧张等各种各样的身体症状发泄出来。

患者通常不会注意到自己的情绪存在问题，或者知道也不愿意表达。在通过心理治疗和进一步的探讨后，便会发现患者身边存在大量的生活事件及社会心理因素。

8.4.2 如何自助

（1）首先需要接纳自己患有躯体症状障碍的事实。躯体症状障碍是身体不适感的过度焦虑，并不是身体器官真的出现了问题。

（2）不要过度关注躯体症状，要转移注意力做放松训练，如腹式呼吸：用鼻吸气用口呼气，呼吸要深长而缓慢，一呼一吸掌握在 15 秒钟左右，即深吸气（鼓起肚子）3~5 秒，屏息 1 秒，然后慢呼气（回缩肚子）3~5 秒，屏息 1 秒，每次 5~15 分钟，做 30 分钟效果最好。

（3）适量运动，规律的有氧运动可有效降低焦虑水平及改善躯体不适感。

（4）不要自行调整药物及听信偏方，要听专业医生的意见。

（5）家属需要了解躯体症状障碍的表现，给患者更多的理解和包容。

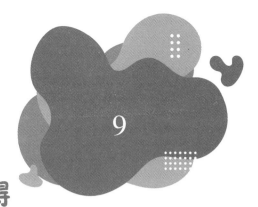

9

▶▶▶ 双向情感障碍

♥ 9.1 双向情感障碍的案例

小I最近持续性心情差、睡眠差，常因失眠和半夜惊醒多次而痛苦不堪，晨起困难，上课时注意力无法长时间集中。他整日沮丧悲观，不爱社交，自卑，认为自己处处不如别人，没有其他同学好。他不想继续学习，不愿出门，多数时间就是躺在床上。他沉默少语，问一句答一句，有时还哭泣，说自己一无是处。有时一整天都不吃东西，明显消瘦。家人也多次开导他，但都收效甚微。

经过仔细询问后得知，小I曾经出现过说话滔滔不绝，甚至晚上不用睡觉白天依旧精力充沛的时候。他整个人好高骛远，认为自己本领大，要求父母为其报名参加各种兴趣班，认为自己长得帅气、脑子聪明、社交能力强，主动结交成年人做朋友。他还花钱大手大脚，不思饮食、不知疲倦，每天只需睡3~4小时也仍然干劲十足，持续时间超过了两周，小I非常享受当时的状态。

♥ 9.2 如何识别双向情感障碍

9.2.1 什么情况要去专业机构就诊

生活中，如果同时出现以下情况，需要引起警惕，建议及时就诊：

情绪、脾气、言语、行为等方面，出现了与一贯状态明显异常的改变，比如情感高涨、易激惹、情感低落等，以及与情绪一致的言语和行为变化（如忽然开始情绪激动、胡言乱语或乱摔乱砸东西）。

持续时间较长，短至数日长至数周，甚至因为情绪影响出现幻听、妄想或明显冲动攻击自杀性言语/行为，导致个人和家庭日常工作生活学习等方面明显受损。

9.2.2　双向情感障碍是什么

双向情感障碍又叫作躁郁症，从字面意思来讲，就是一会儿表现得很躁动、亢奋，一会儿又表现得心情低落、要死要活的。

双向情感障碍有三种亚型。

（1）Ⅰ型双向障碍：个体有过一次躁狂发作和一次抑郁发作，且症状表现强烈。一般需要住院治疗。

（2）Ⅱ型双向障碍：个体有过一次轻躁狂发作和一次抑郁发作。

（3）环性心境障碍：个体多次表现出轻躁狂症状和轻度抑郁症状，每次发作持续时间往往较短。

抑郁发作指：持续时间大于半月；症状为 2 项核心症状（情绪低落、兴趣下降）+一般症状（体重下降、失眠或者睡眠过多、精力不足或疲劳、注意力不能集中或思考能力下降、感到无价值或内疚、反复出现自杀的想法），参考抑郁症章节。

躁狂发作指：持续时间至少大于 1 周；症状为绝大分时间里有持续性的高涨、心境易激惹，或活动增多或精力旺盛。有下列至少 3 项：自信心增强、睡眠需求减少、话多、感觉脑袋转得很快、注意力太容易被其他事情吸引、活动增加、参加高风险活动如疯狂购物、轻率的性行为等。

躁狂发作（Manic Episodes）的基本特征是存在明确的时段，几乎每一天的大部分时间里，有明显异常且持续的心境高涨、膨胀或易激惹，持续性的活动增多或精力旺盛，这个时间至少持续 1 周。躁狂发作时，通常会有欣快、过度愉悦、高涨或"感到站在世界之巅"等心境。如果出现以下症状中的 3 或 4 项以上，很可能说明存在躁狂发作：

（1）自尊心膨胀或夸大。可能会严重高估自己的能力，认为自己是最聪明的、无所不能、百毒不侵，甚至出现幻觉，认为自己可以听到别人听不到的东西。还可能会许下自己无法做到的承诺，在知之甚少的时候就相信自己可以完成一项极为复杂的任务，例如写一本小说或创造一项发明。

（2）睡眠的需求减少。与失眠不同，失眠是指想睡觉或感到需要睡觉但无法入睡。当处于躁狂发作时期，可能只睡很少的时间，每天甚至只睡 3 个小时就觉得自己休息好了，能量充足。严重时，可能几天都不睡觉也不会觉得疲乏。

（3）比平时更健谈或有持续讲话的压力感。可能会有持续快速谈话，不顾及他人的交流欲望，甚至是以一种侵入式的方式。如果是易激惹的状态，还可能表现出粗鲁或攻击性。

（4）意念飘忽或主观感受到思维奔逸。在谈话时，可能会在不同话题之间快速切换，甚至毫无逻辑和组织性。有的时候会觉得"自己有很多个脑子"，或者想法塞满脑子，以致说话速度跟不上脑子而难以表达。

（5）自我报告或被观察到的随境转移（即注意力太容易被不重要或无关的外界刺激所吸引）。可能会出现注意力分散或无法集中的情况，很容易被外部刺激所干扰。

（6）目标导向的活动增多或精神运动性激越。可能会忽然感觉自己变得友好，对人际关系或性关系非常感兴趣，不断地联络老朋友或一般朋友甚至陌生人，但不顾及这些互动行为显得具有侵扰性、专横和要求过多。通常还会表现出精神运动性激越或坐立不安，走来走去，或同时进行多重对话。

（7）过度地参与那些可能产生痛苦后果的高风险活动。可能会疯狂购物、捐赠财物、危险驾驶、愚蠢的商业投资、轻率的性行为、滥用药物或酒精，甚至自我伤害。

轻躁狂发作（Hypomanic Episodes）和躁狂比较类似，但持续时间相对更短，一般持续 4 天左右，且不会出现躁狂发作时的精神病性特征，如妄想、幻觉和自伤行为。通常社会功能受损也不明显，不需要住院治疗。

♥ 9.3　如何治疗双向情感障碍

1. 药物治疗

在双向障碍的药物治疗方面，心境稳定剂被广泛应用。其中，锂盐因其较好的长期疗效，已成为治疗急性躁狂发作优先选择的药物，也被视为双向障碍长期治疗的标杆；丙戊酸盐等心境稳定剂也被广泛使用。此外，抗精神病药物，包括第二代抗精神病药、第一代抗精神病药物也被广泛使用。对于难治性双向障碍患者，特别是难治性双向快速循环发作患者，可考虑使用钙通道拮抗剂、甲状腺素等作为增效剂与心境稳定剂联合使用。

2. 物理治疗

（1）电抽搐治疗（ECT）/改良电抽搐治疗（MECT）。

一些早期的回顾性和前瞻性的研究均证实了 ECT 治疗双向障碍躁狂发作的有效性和安全性，并且研究认为患者初始的抑郁症状、躁狂严重程度与疗效相关。有研究表明，采用 ECT 治疗双向抑郁患者有效率约为 69.6%、治愈率为 26.1%，混合发作患者有效率为 66%、治愈率为 30%。在治疗儿童青少年双向障碍方面，ECT 具有良好的疗效和可接受性、无认知功能损害，对学习和社会功能无影响。随着 MECT 的发展，传统的 ECT 由于不良反应大、不舒适感强，我们将 MECT 作为首选治疗方案。研究表明，MECT 维持治疗 2 年的双向快速循环型患者，50% 无复发，42% 的患者一年发作一次，安全性好，可作为快速循环型的维持治疗方案。

（2）重复经颅磁刺激（rTMS）。

重复经颅磁刺激技术是一种无痛、无创的绿色治疗方法，磁信号可以无衰减地透过颅骨而刺激到大脑神经，通过不同的频率来达到治疗目的。研究表明，rTMS 联合心境稳定剂治疗，对混合发作的抑郁症状和躁狂症状均有效，在治疗难治性双向抑郁时，是一种安全有效的方法。

3. 心理治疗

在心理治疗领域，在急性抑郁期和维持期，联合心理教育、认知行为治疗、人际社会节奏疗法等心理治疗均可以有效降低想象障碍患者疾病复发率、减少住院次数和药物使用量，可以稳定情绪、增强社会功能和治疗依从性。辅助以团体心理教育治疗，可延缓双向障碍患者复发、减少复发次数、减少住院天数。近年来，新兴的互联网心理教育干预策略也可以提高双向障碍患者治疗的依从性、自我管理技能，提高患者生活质量。

♥ 9.4　如何帮助双向情感障碍患者

9.4.1　双向情感障碍的原因

1. 遗传因素

遗传因素是患者最为主要的危险因素，且双向情感障碍患者具有明显的家族聚集性。群体遗传学研究提示，双向情感障碍属于多因素遗传病。遗传倾向调查发现，双向情感障碍的遗传度高达85%。

2. 生物因素

（1）神经递质。患者的发病可能与中枢神经递质功能异常有关。人类的中枢神经系统本身就非常复杂，而神经各递质之间的相互作用也同样复杂，目前研究认为，与双向情感障碍相关的神经递质包括 5-羟色胺、去甲肾上腺素、多巴胺、乙酰胆碱、谷氨酸、γ-氨基丁酸、神经肽。

（2）神经内分泌。患者内分泌系统改变，与双向情感障碍发病有关，这种改变主要涉及三条内分泌轴，包括下丘脑—垂体—肾上腺轴、下丘脑—垂体—甲状腺轴及下丘脑—垂体—生长素轴的改变。医学界尚不清楚具体机制，推测可能是多因素相互作用的结果。

（3）生物节律。生物节律紊乱也是双向情感障碍的病因机制之一。

（4）神经可塑性与神经营养。双向情感障碍与多种生物学改变有关，其中神经可塑性方面越来越受人关注，神经营养失衡假说与神经可塑性密切相关。

（5）神经免疫。双向情感障碍共病率高是一个不争的事实，尤其是患者共病代谢和自身免疫性疾病。近50%的双向情感障碍患者，至少共病一种疾病，而这些疾病多为糖尿病、血脂异常、肥胖、胰岛素抵抗等与免疫功能紊乱有关的疾病。

（6）大脑结构异常。主要涉及位于额叶、基底节、扣带回、海马、杏仁核等区域，包括与认知和情感调节关系密切的神经环路。影像学改变也涉及以上脑功能区皮质，及皮层下的连续损害，以及脑功能连接的损害。

3. 心理社会因素

负性生活事件会增加双向情感障碍发作，而某些类型的负性及正性生活事件，则会增加双向躁狂发作。应激事件、睡眠少、经济情况变化、与亲人吵架、季节变化等可能会诱发双向情感障碍的发作。

9.4.2 家人或朋友该怎么做

1. 保持开放的态度

从外在来看，双向障碍患者可能只是简单呈现出极端的高低情绪变化。但是对于病人自身，他们可能会同时伴有一些不合理的想法和感觉。以一个开放的态度去倾听双向障碍患者讲述他们的经历会让他们感觉到被支持、接纳和包容。

2. 为躁狂发作做好准备

当他们处于正常期的时候，尝试去询问当他们处于躁狂/轻躁狂发作期的时候，需要何种帮助和支持，可以从以下几个方面着手：跟他们一起参与创造性活动；在他们做出承诺或者开展项目之前，你可以试着提出自己的看法，避免他们去做力所不能及的事情；帮助他们保持规律的生活节奏，包括饮食和睡眠。

3. 遇到棘手的情况，最好进行沟通

当他们出现幻听或幻视的时候，你很可能难以理解他们的想法，但对他们来说，感受是真实的。你需要尽量保持冷静，不要激怒或惹恼他们，试图让他们知道，即使你看不到也听不到，但你可以明白他们的感受。设身处地地去共情是很有帮助的。

当他们处于躁狂状态时，可能会表现得很反常，例如做一些让你非常尴尬、奇怪或者沮丧的事情。当他们冷静下来后，可以试图跟他们分享你的感受，尽量不要去评判或表现得过分挑剔，将叙述的重点集中在你对他们所做的事情的感受上，而非对事件本身做过多的陈述或指责。

4. 明确他们状态转变的征兆和触发器

大多数人在躁狂或抑郁发作之前都会有一些征兆。要了解这些"信号"，最好的方法是跟他们谈话，如果你注意到了一些发作之前的典型行为，你可以用温和的态度告诉他们。此外，还会有一些触发器，例如压力事件。

5. 尽量不要做过度的假设

在照顾双向障碍患者的过程中，你或多或少可以观察到一些发作规律，但不是所有的情绪变化都会转变为极端的躁狂或抑郁发作，不要过分敏感或警觉。如果你不确定，最好先跟他们谈一谈，以便确认他们是否真的状态不对劲。

6. 照顾好自己

照顾朋友或家人是应该的，但更重要的是，花一些时间和精力关爱自身。记住：要照顾好别人，首先得照顾好自己。

9.4.3　双向情感障碍如何自助

双向情感障碍是一种心理疾病，患病可能会觉得自己的生活失去控制，但还是有一些切实有效的方法能够改善和缓解症状，提高生活质量。

1. 了解自己的情绪状态

（1）监控自己的情绪：你可以使用手机 APP 来记录自己一段时间的情绪状态。

（2）识别触发情绪转变的导火索：如果你在熬夜之后感觉异常兴奋或者在面临最后期限时容易情绪低落，你可以通过识别这些固定模式来避免或者减少它们对你情绪的影响。

（3）了解情绪转变时的征兆：每当你躁狂或抑郁发作之前，肯定会出现一些可观察到的变化，例如睡眠、食欲或行为的改变。

2. 采取切实可行的步骤

（1）制定常规生活计划：包括日常活动，如健康规律的饮食、按时充足的睡眠和定期的锻炼；放松或正念；兴趣爱好和社交活动；如果需要服药的话，最好在每天的同一时间服药，这样可以更好地避免副作用，帮助你的身体系统维持稳定。

（2）学会处理压力事件。

（3）学会管理自己的财务。

（4）为危机的发生做好准备：当你感觉非常不好，或者躁狂、抑郁期持续了很长的时间，或者常规治疗失效的时候，你可能需要紧急支持，例如选择住院治疗。

3. 利用社会支持网络

（1）学会从最亲密的家人或朋友处获得帮助。

（2）加入同伴互助团体。同跟你有相似经历的人建立联系是一种帮助你走出困难的有效方法，你可以跟他们分享自己的情绪、感受、想法等。

10

▶▶▶ 精神分裂症

💙 **10.1　精神分裂症的案例**

　　J先生半年前在工作中与领导发生过争论，之后出现睡眠不好和吃东西少的情况，每次在单位吃饭后就有头昏、手胀、喉塞的症状，他认为是领导在食物中放毒要加害于他。为寻找"解毒剂"，J先生翻阅很多医学书籍，买了"海藻精"，吃了之后自觉很有效。近一个月来，他怀疑领导串通医务室医生用"中子射线"控制他的思想和行为，有时他能听到"中子射线"与他对话，评论他"老实，知识丰富"，命令他"不许反抗"。他走在街上感觉"处处有人跟踪"，怀疑毒剂失效，便买了两个馒头送防疫站化验。在家里，家人只要提到单位的事，J先生就很激动，指责家人："你们都不知道，当心上他们的当！"他吸烟增多，满面愁容，同事劝慰他，他反而觉得反感，觉得同事都没安好心，是领导派来监视他的。他到处求医，查肝功、心电图、拍胸片，认为身体已被搞垮。近日更是开始要求公安局保护他。

💙 **10.2　如何识别精神分裂症**

10.2.1　什么是精神分裂症

　　精神分裂症是一组慢性疾病，涉及感知觉、思维、情感和行为等多方面的障碍以及精神活动的不协调。病程一般迁延，呈反复发作、加重或恶化，部分患者不治疗可能最终出现衰退和精神残疾。

　　精神分裂症的症状多样，有以下临床特征。

1. 思维障碍

　　在精神分裂症的众多症状中，思维障碍是最主要、最本质的症状，因此往往导致患者认知、情感、意志和行为等精神活动的不协调与脱离现实，即所谓"精神活动分裂"。思维障碍包括思维形式障碍和思维内容障碍。思维形式障碍又称联想障碍，主要表现为思维联想过程缺乏连贯性和逻辑性，与精神分裂症患者交谈多有难以理解和无法深入的感觉，这是精神分裂症最具特征性的症状。思维内容障碍主要是指妄想。精神分裂症的妄想往往荒谬离奇、易于泛化。最多见的妄想是被害妄想与关系妄想。妄想有时表现为被动体验，这往往是精神分裂症的典型症状。患者丧失了支配感，感到自己的躯体运动、思维活动、情感活动、冲动受他人或受外界控制。

2. 感知觉障碍

精神分裂症最突出的感知觉障碍是幻觉，以言语性幻听最为常见。精神分裂症的幻听内容可以是争论性的或评论性的，也可以是命令性的。幻听有时以思维鸣响的方式表现出来。

3. 情感障碍

情感障碍主要表现为情感迟钝或平淡。情感平淡并不仅仅以表情呆板、缺乏变化为表现，患者同时自发动作减少、缺乏肢体语言。抑郁与焦虑情绪在精神分裂症患者中也并不少见，有时导致诊断困难。

4. 意志行为异常

患者的活动减少，缺乏主动性，行为变得孤僻、被动、退缩。患者在工作、学业、料理家务等方面有很大困难，往往对自己的前途毫不关心、没有任何打算，或者虽有计划，却从不实施。

5. 紧张症

有些精神分裂症患者的行为活动异常表现为紧张综合征，因全身肌张力增高而命名，包括紧张性木僵和紧张性兴奋两种状态，两者可交替出现。患者还可表现出被动性顺从与违拗。近年来国际学术界将这一综合征和心境障碍、物质中毒等出现的紧张综合征汇总为一个独立的疾病亚类，统称为紧张症。

精神分裂症确诊并不需要表现出所有症状，而幻听、妄想、情感不协调和缺乏自知力是跨越所有文化或语言的常见症状，且这些症状必须对个体的功能造成显著破坏。

10.2.2　什么情况要去专业机构就诊

精神分裂症病情首次发作的患者，一般被称为首发患者。国内外研究发现，大多数首发患者对治疗反应良好，药物疗效敏感。对于首发病友要早发现，早治疗，积极按照治疗周期，接受长期规律的药物治疗，争取最好的临床缓解和最优的疾病结局。在明显的精神症状出现前，患者表现出一些非特异性症状，更多见于发病前，即为前驱症状，如果出现以下情况，请及时就医：

（1）睡眠改变：逐渐或突然变得难以入睡、易惊醒或睡眠不深、整夜做噩梦、睡眠过多。

（2）情感变化：情感变得冷漠、失去以往的热情、对亲人不关心、缺少应有的感情交流、与朋友疏远。

（3）行为异常：行为逐渐变得怪僻或者难以理解，喜欢独处、自说自笑、生活懒散、发呆发愣、蒙头大睡、外出游荡等。

（4）敏感多疑：对什么事都非常敏感，把周围的一些平常之事都和自己联系起来，认为凡事都针对自己。察言观色，注意别人的一举一动，认为有人要害自己，不敢喝水、吃饭、睡觉。

（5）性格改变：原来活泼开朗、热情好客的人，变得沉默少语，独自呆坐似地思考问题；一向干净利索的人变得不修边幅、生活懒散；原来循规蹈矩的人变得经常迟到、早退、无故旷工、工作马虎等。

（6）语言表达异常：与其谈话话题不多，语句简单、内容单调，谈话的内容缺乏中心或在谈话中说一些与谈话无关的内容，使人无法理解，感觉交谈费力或莫名其妙等。

♥ 10.3　如何治疗精神分裂症

精神分裂症的治疗应当早期、综合和全程治疗，治疗策略包括急性期、巩固期、维持期以及慢性患者的治疗策略。

1. 急性期

（1）早发现、早治疗。急性期患者临床症状以阳性症状、激越冲动、认知功能受损为主要表现，宜采取积极的药物治疗，争取缓解症状，预防病情的不稳定性。急性期治疗为 6 ~ 12 周，大多数病人治疗 6 周左右可以缓解症状，多次发作的病人也应力争在 12 周内达到症状缓解。

（2）积极按照治疗分期制定长期治疗计划，争取扩大临床痊愈患者的比例。

（3）根据病情、家庭照料情况和医疗条件选择治疗场所，包括住院、门诊、社区和家庭病床治疗。当患者发生伤害自身、危害他人安全的行为，或者有伤害自身、危害他人安全的危险行为时，其亲属、所在单位、当地公安机关应当立即采取措施予以制止，并将其送往医疗机构进行精神障碍诊治。

（4）根据经济情况，尽可能选用疗效确切、不良反应轻、便于长期治疗的抗精神病药物。

（5）积极进行家庭教育，争取家属重视、建立良好的医患联盟，配合对患者的长期治疗，定期对患者进行心理治疗、康复和职业训练。

2. 巩固期

（1）在急性期治疗使阳性症状缓解后以原有效药物、原有效剂量继续巩固治疗，促进阴性症状进一步改善，疗程至少 6 个月。

（2）建议在门诊或社区进行治疗；开展家庭教育和对患者的心理治疗。

3. 维持期

（1）根据个体及所用药物情况，确定是否减少剂量，把握预防复发所需的剂量。

（2）疗效稳定，无明显不良反应，尽可能不换用药物。

（3）疗程视患者个体情况而定，首发患者至少 2 年，一次复发的患者需要 3~5 年，5 年内有 2 次以上复发患者应长期维持治疗。治疗场所主要是门诊随访和社区随访。

（4）加强对患者及家属的心理治疗。

（5）对维持治疗达到足够时间且社会功能保持良好的患者，应在医师指导下逐渐缓慢减少药物剂量至停药观察评估，及时发现复发的早期症状并恢复治疗，切记不能突然停药，突然停药会导致撤药症状或反跳性精神病。

4. 慢性患者

（1）进一步控制残留症状，提高疗效，可采用换药、加量、合并治疗等方法。

（2）加强随访，掌握病情变化，调整治疗满足长期治疗需要。

（3）治疗场所可以在门诊、社区或住院。

（4）进行家庭教育。

❤ 10.4　如何帮助精神分裂症患者

10.4.1　精神分裂症的原因

精神分裂症的确切病因和影响因素还不十分明确，发病机制仍不清楚，但是已知精神分裂症与以下因素有关：

（1）环境因素。生活环境对精神分裂症有一定诱发作用，但并非根本原因，如高压工作状态、恶性社交关系、不和谐家庭氛围以及事业巨大挫折等。

（2）生化因素。对于精神分裂症患者的检查发现，其体内中枢多巴胺系统发生病变和损伤，由此可见，精神分裂症与患者体内的某种生化物质缺乏相关。

（3）个性因素。调查显示，精神病患者中 70% 左右属于性格内向、孤僻的类型。

（4）神经损伤。临床研究显示，精神分裂症患者脑部神经系统有明显异常，具体发病机制尚不明确。

（5）遗传因素。调查表明，有精神分裂症家族史的人群，比正常人群发病率要高出许多。

10.4.2　精神分裂症如何自助

（1）对自身疾病应有正确认识。精神分裂症是一种疾病，发病与遗传、环境等多种因素有关，精神病和高血压、糖尿病等一样，都是一种慢性疾病。请记住，这不是自己或者家人的过错，不应该觉得可耻。

（2）对于精神分裂症，老百姓较多的负面印象源于恐惧和害怕，要有充分的心理准备，勇于去面对社会偏见，才能增强对不良心理刺激的抵抗力。

（3）采取行动证明自己和正常人是一样的。应正确处理由于社会偏见造成的不良人际关系，选择适当的时机与周围人接触，多参加集体娱乐活动，尽自己所能参加劳动，创造社会价值。

10.4.3 如何帮助精神分裂症患者回归社会

让患者回归社会，像正常人一样工作、学习和生活是始动性功能训练的最终目的。促进患者回归社会要注意以下方面。

（1）鼓励：精神病患者越是不接触社会，其社会功能就越容易退化。因此，应鼓励患者多参加社交活动，让患者走出家门，上街购物，与别人谈心，从事力所能及的劳动等，坚定其回归社会的信念。

（2）指导：有些患者仅靠督促、鼓励还不够，他们往往不知道怎样与人交往，不敢独自进商店购物，不懂得如何接待客人，甚至连到理发店理发都觉得困难，这是由于他们受疾病的影响和较长时间不与社会接触所造成的。对此，要有足够的耐心，循循善诱地指导患者怎样去做，必要时还应该陪同患者一同去做。

（3）宽容：患者回归社会比战胜精神病更为困难，他们不仅要克服自身的心理障碍，还要同外界的各种干扰斗争，因此，常常会出现失误、犹豫、退缩，或出现一些令人尴尬的情况。这时，切不可简单粗暴地批评、指责患者，而应以宽容的态度善待他们。

（4）其他：特别要强调一点，就是在患者回归社会的过程中，必须遵医嘱，按时按量服药，否则旧病复燃，回归社会的希望也将成为泡影。

10.4.4 精神分裂症患者的康复训练

1. 体能训练

体能训练的目的是帮助患者恢复基本体能，训练需要循序渐进地进行。通过器材训练、活动训练的方式进行，比如打乒乓球、羽毛球以及患者力所能及的劳动。

2. 生活技能训练

病期较长的慢性衰退患者，往往行为退缩，情感淡漠，活动减少，生活懒散，仪表不整，甚至完全不能自理日常生活，所以需要进行生活技能训练。

具体措施：着重培训个人卫生、饮食、衣着、排便等活动，坚持每日数次手把手地督促教导和训练，并可结合奖励刺激。除了严重衰退者缺乏效果外，大多 2～3 周即明显改善。但这种训练必须持之以恒，一旦放松，即可恢复原状。

至于其他未出现衰退的患者，由于急性发病期过后尚残留某些精神障碍，也可影响日常生活活动。通常表现较为被动，懒散以及对事物缺乏情感关注等，也需要进行督促和引导。

3. 社会交往技能训练

着重培养社会活动能力，加强社会适应力，提高情趣和促进身心健康。

文娱体育活动的内容应按患者的具体情况加以选择，除一般的游乐和观赏活动外，可以逐渐增加提高学习和竞技性质的参与性内容，如歌咏、舞蹈、书画、乐器演奏、体操、球类比赛等。

4. 职业技能训练（工作态度及习惯）

工作行为的康复训练包括劳动作业与职业活动方面的技能训练。

（1）简单劳动作业：一般集体进行，工种较简单易做的，如贴信封、糊纸袋、拆纱团，或参加病房卫生工作，帮助开餐前准备等。

（2）工艺制作活动：各种编织活动，如织毛衣、织网袋、编篮筐等；各种美术相关活动，如绘画、书法、摄影、雕刻等；布制或木制玩具，各种模型制作，书籍装订，园艺种植等。

（3）回归社会前职业训练：回归社会就业前，对口的职业训练活动。

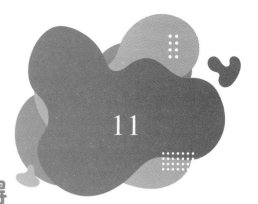

▸▸▸ 创伤后应激障碍

♥ 11.1　创伤后应激障碍的案例

半年前，K 女士的丈夫因一场交通事故意外去世，同在车上的 K 女士因被及时救治而捡回了一条命。出院后，K 女士始终无法接受亲人离世的现实，每天茶饭不思郁郁寡欢，常常做噩梦，听到很小的声音都会紧张，甚至把家中的门窗都关紧。三个月过去了，K 女士的情绪没有丝毫改观。K 女士一直接受不了这个事实，为丈夫办完后事后，经常整晚不能入睡，还常常紧张恐慌、发脾气，家人只要一提到车祸这个字眼，就会歇斯底里大吼大叫。K 女士说在她的梦里，经常不断清晰地重现车祸现场的画面，那些痛苦的片段不断出现，K 女士努力想要忘记，但它依旧在那里。有的时候，K 女士会突然感觉自己回到了那个可怕的地方，声音和气味都是那么真实，这令她十分痛苦。

♥ 11.2　如何识别创伤后应激障碍

11.2.1　什么是创伤后应激障碍

创伤后应激障碍（Post Traumatic Stress Disorder，PTSD）也就是陈旧心理创伤，是指个体在经历强烈的精神创伤性事件后出现的一种严重精神疾病。创伤后应激障碍诊断标准（DSM-5）中的具体表现有以下 9 点，下述诊断标准适用于成年人、青少年和 6 岁以上儿童。

（1）以下述 1 种（或多种）方式接触实际的或被威胁的死亡、严重的创伤或性暴力：

① 直接经历创伤性事件。

② 目睹发生在他人身上的创伤性事件。

③ 获悉亲密的家庭成员或亲密的朋友身上发生了创伤性事件。在实际的或被威胁死亡的案例中，创伤性事件必须是暴力的或事故的。

④ 反复经历或极端接触创伤性事件的细节（例如急救员收集人体遗骸、警察反复接

触虐待儿童的细节）。注：诊断标准 A4 不适用于通过电子媒体、电视、电影或图片的接触，除非这种接触与工作相关。

（2）在创伤性事件发生后，存在以下 1 个（或多个）与创伤性事件有关的侵入性症状：

① 创伤性事件反复的、非自愿的和侵入性的痛苦记忆。6 岁以上儿童，可能通过反复玩与创伤性事件有关的游戏来表达。

② 反复做内容和/（或）情感与创伤性事件相关的痛苦的梦。注：儿童可能做可怕但不能识别内容的梦。

③ 分离性反应（例如闪回），个体的感觉或举动好像创伤性事件重复出现（这种反应可能连续出现，最极端的表现是对目前的环境完全丧失意识）。注：儿童可能在游戏中重演特定的创伤。

④ 接触象征或类似创伤性事件某方面的内在或外在线索时，产生强烈或持久的心理痛苦。

⑤ 对象征或类似创伤性事件某方面的内在或外在线索，产生显著的生理反应。

（3）创伤性事件后，开始持续地回避与创伤性事件有关的刺激，具有以下 1 项或 2 项情况：

① 回避或尽量回避关于创伤性事件或与其高度有关的痛苦记忆、思想或感觉。

② 回避或尽量回避能够唤起关于创伤性事件或与其高度有关的痛苦记忆、思想或感觉的外部提示（如人、地点、对话、活动、物体、情景）。

（4）与创伤性事件有关的认知和心境方面的负性改变，在创伤性事件发生后开始或加重，具有以下 2 项（或更多）情况：

① 无法记住创伤性事件的某个重要方面（通常是由于分离性遗忘症，而不是诸如脑损伤、酒精、毒品等其他因素所致）。

② 对自己、他人或世界持续性放大的负性信念和预期（例如"我很坏""没有人可以信任""世界是绝对危险的""我的整个神经系统永久性地毁坏了"）。

③ 由于对创伤性事件的原因或结果持续性的认知歪曲，导致个体责备自己或他人。

④ 持续性的负性情绪状态（例如害怕、恐惧、愤怒、内疚、羞愧）。

⑤ 显著地减少对重要活动的兴趣或参与。

⑥ 与他人脱离或疏远的感觉。

⑦ 持续地不能体验到正向情绪（例如不能体验快乐、满足或爱的感觉）。

（5）与创伤性事件有关的警觉或反应性有显著的改变，在创伤性事件发生后开始或加重，具有以下 2 项（或更多）情况：

① 激惹的行为和愤怒的爆发（在很少或没有挑衅的情况下），典型表现为对人或物体的言语或身体攻击。

② 不计后果或自我毁灭的行为。

③ 高度警觉。

④ 过分的惊跳反应。

⑤ 注意力有问题。

⑥ 睡眠障碍（例如，难以入睡或难以保持睡眠或休息不充分的睡眠）。

（6）这种障碍的持续时间超过 1 个月。

（7）这种障碍引起临床上明显的痛苦，或导致社交、职业或其他重要功能方面的损害。

（8）这种障碍不能归因于某种物质（例如药物、酒精）的生理效应或其他躯体疾病。

（9）此外，作为对应激源的反应，个体经历了持续性或反复的下列症状之一：

① 人格解体：持续地或反复地体验到自己的精神过程或躯体脱离感，似乎自己是一个旁观者（例如感觉自己在梦中、感觉自我或身体的非现实感或感觉时间过得非常慢）。

② 现实解体：持续地或反复地体验到环境的不真实感（例如，个体感觉周围的世界是虚幻的、梦幻般的、遥远的或扭曲的）。

③ 伴延迟性表达：如果直到事件后至少 6 个月才符合全部诊断标准（尽管有一些症状的发生和表达可能是立即的）。

11.2.2　什么情况要去专业机构就诊

一般目睹或遭遇到一个或多个涉及自身或他人的实际死亡，或受到死亡的威胁，或严重受伤，或躯体完整性受到威胁后，个体延迟出现和持续存在的精神障碍，患者再度体验创伤，并伴有情绪的深度悲伤或焦虑。如果出现以下症状，请及时就医。

（1）高度警觉：主要表现为过度警觉、惊跳反应增强，可伴有注意力不集中、激惹性增高及焦虑情绪。

（2）创伤重现体验：主要表现为患者的思维、记忆或梦中反复且不自主地涌现与创伤有关的情境或内容，也可能出现严重的触景生情反应，甚至感觉创伤性事件好像再次发生一样。

（3）持续回避和麻木：主要表现为患者长期或持续性地极力回避与创伤经历有关的事件或情境，拒绝参加有关的活动，回避创伤的地点或与创伤有关的人或事，有些患者甚至出现选择性遗忘，不能回忆起与创伤有关的事件细节。

（4）其他表现：有些患者还可表现出滥用成瘾物质、攻击性行为、自伤或自杀行为等，这些行为往往是患者心理行为应对方式的表现。同时抑郁症状也是很多创伤后应激障碍患者常见的伴随症状。

11.3　如何治疗创伤后应激障碍

11.3.1　儿童青少年的治疗

1. 前 3 个月的 PTSD 干预

对于前 3 个月内出现 PTSD 症状的儿童，主要是家庭辅导，侧重于社会/家庭支持和应对技能，包括心理教育、建立有关症状的意识和亲子交流、掌握干预技术用来处理突出的症状。

2. 有临床症状的 PTSD 心理干预

家长和有创伤的儿童首选创伤聚焦的认知行为治疗（TF-CBT）。如果上述方案不能实施，可以用眼动脱敏再处理疗法（EMDR），眼动脱敏再处理疗法被认为是治疗 PTSD 的一种有效方法。这种方法起源于心理学家 Francine Shapiro 的一个偶然发现，当她的眼球进行随意运动时，负性情绪和心烦意乱的思绪就会得到缓解。她认为创伤之所以会带来负性情绪就是因为我们在用相同的记忆网络来加工这些创伤事件，所以需要用 EMDR 的方式对这种加工方式进行重构，从而使创伤事件失去其强大的创伤性。在此基础上，她将眼动治疗运用于 PTSD 患者的治疗上，发现能够减轻他们的噩梦、创伤性闪回、闯入性负性思维和回避行为。

3. 药物干预措施

暂没有足够证据推荐使用药物对患 PTSD 的儿童和青少年进行干预。建议将氟西汀作为 12 ~ 18 岁人群的首选抗抑郁药。

11.3.2　成人的治疗

1. 前 3 个月的 PTSD 干预

与心理急救相似，建议向经历创伤事件的成年人提供信息、情感支持和实际援助。

2. 有临床相关 PTSD 症状的心理干预

心理干预被推荐为治疗 PTSD 的首选方案，建议用创伤性认知行为治疗（TF-CBT）、延长暴露疗法（PE）、认知加工治疗（CPT）、认知疗法（CT）、眼动脱敏再处理疗法（EMDR）进行心理干预。

3. 有临床相关 PTSD 症状的药物干预

在一些情况下，药物干预也应该被考虑。抗抑郁药是一线用药，如舍曲林、帕罗西汀或氟西汀、文拉法辛、氯胺酮和喹硫平。

4. PTSD 的自助方法

运动、冥想、健康的生活方式、规律的日常作息和良好的家庭社会支持对 PTSD 康复有很大的价值。

♥　11.4　复杂性创伤后应激障碍

研究发现，创伤事件不仅仅包括突发的、严重的刺激性事件（如自然灾害、恐怖袭击），也可以是长期的、细微的、日常的，以一种难以察觉的方式对我们的生活产生影响。

不要觉得只有地震、空难或是恐怖事件的幸存者才值得被温柔地、富有同情地对待。假如你过得很辛苦，不管你曾经经历了什么，你都值得被深刻和温和地爱着。

我们中的许多人（可能多达 20%）都在遭受复杂性创伤后应激障碍的影响，但从未被诊断。我们知道自己过得不好，但不知道有什么术语可以描述我们的问题。我们不知道如何将我们身上的小毛病联系起来，不知道向谁求助，更不知道什么治疗能帮上忙。

下文列了 12 条复杂性创伤后应激障碍的主要症状，可以参考一下自己是否有其中一些症状，如果有 7 条以上，可能就需要引起重视了。

1. 觉得什么都不安全

不管在哪儿，都有一种有糟糕的事情要发生了的忧虑，时刻处于过度警觉的状态中。有人可能会试图安慰你，说现实不会变得那么糟。但理性不起作用，你深陷在不适之中。

2. 永远没法放松

身体永远都很紧张或僵硬，不喜欢被触碰（也许是身体某些特定部位）。肠胃可能也会不舒服，焦虑往往和消化系统有着直接的关联。

3. 永远都很难入睡，并且醒得很早

往往是在一种高警觉状态下惊醒，就好像睡觉的时候降低了警惕，让自己处于了比往常更大的危险之中。

4. 内心深处有一个极其恶劣的自我形象

讨厌自己，觉得自己丑陋、可怕、令人恶心。觉得自己很糟糕，也许是世界上最糟糕的人。性偏好往往也让自己感到不安。觉得自己掠夺成性、令人作呕，且非常可耻。

5. 总是被无法得到的人吸引

对于那些对自己漠不关心的人反而表现出极大的兴趣，总是被他们吸引，径直冲向对自己漠不关心的人。

6. 讨厌想和自己变得亲密的人

觉得想和自己变得亲密的人"像小狗一样""让人恶心""饥渴"。

7. 很容易大发脾气

有时是对其他人，但更多时候是对自己大发脾气。比起生气更多的是担心，担心事情变得糟糕。大吼是因为非常害怕，看起来刻薄，但其实很脆弱。

8. 非常多疑

多疑并不是因为觉得别人会给自己下毒或者跟踪自己，而是觉得别人会对自己充满敌意，会找机会击垮并羞辱自己。可能会沉迷在社交软件上见到的类似例子，网络环境可能会让任何有复杂性创伤后应激障碍的人误认为这就是整个现实世界。

9. 觉得其他人非常危险

独处对自己有非常大的吸引力，可能会想永远住在一块石头下面，有时候，觉得永远不用再见到任何人就是最好的事。

10. 觉得活着非常疲惫

不会觉得自己有自杀倾向，但会觉得活着真的很累、很痛苦，以至于有时候希望自己不再存在。

11. 没办法再有任何计划之外的自发意愿

严格按规矩和计划生活，所有事都必须和说好的一样，这样才能避开潜在的混乱。

12. 在试图寻找安全的努力中，可能会让自己陷入工作

内心深处充满危机感和自我厌恶，便不断积攒金钱、名利。但外界的任何否定都会击垮自己，只能通过沉迷工作麻痹自我。

11.5　如何帮助创伤后应激障碍患者

11.5.1　创伤后应激障碍的原因

1. 遗传因素

研究表明患者家族史中精神疾病发病率是经历同样事件未发病或无此经历者的3倍。所患精神疾病以焦虑症、抑郁症、重性精神病和反社会行为为主。

2. 神经内分泌

研究表明创伤后应激障碍患者肾上腺皮质激素水平降低，且与患者父母患创伤后应激障碍间具有显著相关性。

3. 神经生化

对灾难性事件记忆的建立与伽马氨基丁酸系统的下调有关。

4．脑结构及功能变化

影像学研究显示，患者海马体积缩小，大脑白质发生非特异性损害。尽管这可能代表了创伤后应激障碍发生的易感性，但在此之前可能已有分子水平的改变。

5．家庭、社会心理因素

童年期创伤，如受歧视、性虐待、被抛弃等，均使创伤后应激障碍的发病率增高。其中家庭暴力是创伤后应激障碍普遍重要的病前易感因素。另外，生活在相对隔绝并受歧视、虐待的社会环境中的成人也同样易感创伤后应激障碍。

11.5.2　创伤后应激障碍如何自我调整

（1）正常看待创伤症状，每个人面对创伤，都会出现各种身心不适，这些反应都是正常的。

（2）恰当地表达、抒发情绪，树立面对灾难的信心，制定有效的应对策略。

（3）寻求亲人、朋友的帮助，建立稳定安全的支持系统、人际连接。

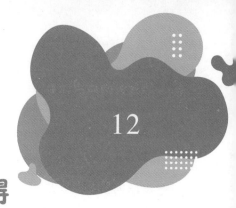

12 急性应激障碍

♥ 12.1 急性应激障碍的案例

一天早上，L女士老公上班后，家中只剩下她一个人，她坐在客厅沙发上看电视，当她还沉浸在电视节目中时，一名中年男子突然闯入家中入室抢劫。在僵持中，她以去卫生间为由，快速逃离。事件解决之后L女士不敢回家，住进了宾馆，但也一直不敢闭眼，连续3天没有睡觉，大脑控制不住地反复回闪当时抢劫的画面，L女士感到恐惧、头痛、失眠，且不能独处，要老公24小时陪同。她身体紧缩、发抖，眼神中充满恐惧，边哭边诉说："我好几天没有睡觉了，吃过镇静安眠的药物，还是睡不着，眼睛很难受，还头疼。"

♥ 12.2 如何识别急性应激障碍

12.2.1 什么是急性应激障碍

急性应激反应（Acute Stress Reaction）又称急性应激障碍，是指在遭受急剧、严重的精神创伤性事件后，数分钟或数小时内产生的一过性的精神障碍，一般在数天或一周内缓解，最长不超过1个月。急性应激障碍在各个年龄阶段均可发生，多见于青壮年，男女发病率无明显差异，临床上主要表现为具有强烈恐惧体验的精神运动性兴奋或者精神运动性抑制甚至木僵，症状往往历时短暂，预后良好，缓解完全。

急性应激障碍的临床症状变异性较大，典型表现为"茫然"状态、意识范围缩窄、意识清晰度下降、注意狭窄、定向错误、对周围的事物理解困难。也可能在意识清醒状态下，反复出现闯入性回忆创伤性事件的情景。严重时达到分离性木僵或激越性活动增加，如逃跑反应。常出现植物神经症状，如心动过速、出汗、赤面等。

症状多在遭受创伤性事件后数分钟内出现，多在2~3天内消失，对于发作过程部分或完全遗忘。有些患者在病情严重阶段可出现片段的幻觉、妄想、严重的焦虑抑郁，当达到精神障碍的程度，则称为急性应激性精神病（曾称反应性精神病）。

12.2.2　急性应激障碍的诊断标准

DSM-5 关于急性应激障碍的诊断标准如下。

（1）患者下述 1 种（或多种）方式接触真正的或者被威胁的死亡、严重损伤，或性暴力等创伤事件：

① 直接经历创伤事件。

② 目睹发生在他人身上的创伤事件。

③ 获悉关系密切的家庭成员或关系密切的朋友接触创伤事件。

④ 反复经历或极端接触创伤事件中的恶性细节（如急救人员收集尸体残骸、警察反复接触虐待儿童的细节）。注：此标准不适用于通过电子媒体、电视、电影或图片的接触，除非这种接触与工作相关。

（2）在经历创伤性事件之后，患者满足以下 5 个类别的任一类别：侵入性记忆、负性心境、分离、回避及唤起，并有下列 9 条（或更多）的症状。

① 侵入性记忆的症状：

A. 创伤事件反复的、非自愿的和侵入性的痛苦记忆。

B. 反复做内容和（或）情感与创伤事件相关的痛苦的梦。注：儿童可能做可怕但内容不熟悉的梦。

C. 分离性反应（如闪回），个体的感受或举动好像是创伤事件正在重现这种反应，最极端的表现是对目前的环境完全丧失意识。注：儿童可能在游戏中重演特定的创伤。

D. 暴露于作为此创伤事件的象征或类似的内心或外界迹象时，产生强烈或长期的心理痛苦或典型的生理反应。

② 负性心境的症状：持续性地难以体验到积极情感（如不能体验到快乐、满足或爱的感受）。

③ 分离症状：

A. 对自身真实感或周围环境的意识发生改变（如从旁观者的角度来观察自己，处于恍惚之中，觉得时间过得很慢）。

B. 不能回忆创伤事件的某个重要方面（通常是由于分离性遗忘症，而不是由于脑损伤、酒精、毒品等其他因素）。

④ 回避症状：

A. 尽量回避与创伤事件或与其高度有关的痛苦回忆、想法或感受。

B. 尽量回避能够唤起此创伤事件或与其高度有关的痛苦回忆、想法或感受的外部提示（如人物、地点、对话、活动、物体、情景等）。

⑤ 唤醒症状：

A. 睡眠障碍（睡眠中断，难以入睡或睡得不深）。

B. 激惹行为或易发怒（在很少或没有挑衅的情况下），典型表现为对人或物体的言语或身体攻击。

C. 过度警觉。

D. 难以集中注意力。

E. 过分的惊吓反应。

（3）此障碍（上述①—⑤症状）为创伤后的 3 天至 1 个月（注：症状通常在创伤后立即出现，但符合此障碍的诊断标准需持续至少 3 天至 1 个月）。

（4）此障碍产生了临床上明显的痛苦，或在社交、职业或其他重要功能方面的损害。

（5）此障碍并非由于某种物质（如药物、酒精）的生理效应或其他躯体疾病（如轻度的创伤性脑损伤）所致，且不能用"短暂精神病性障碍"来更好地解释。

♥ 12.3　如何治疗急性应激障碍

急性应激障碍的处理即心理危机干预。治疗干预的基本原则是及时、就近、简洁。灾难发生后 24 ~ 48 小时是理想的干预时间。治疗干预的基本方法是心理干预为主、药物治疗为辅。危机干预的目的是预防疾病、缓解症状、减少共病、阻止迁延。危机干预具有短程、及时和有效的特点，因此，干预重点是预防疾病和缓解症状。常用的方法有净化倾诉、危机处理（心理支持）、松弛训练、心理教育、严重事件集体减压等。

药物主要是对症治疗的，但在急性期也是采取的措施之一。适当的药物可以较快地缓解抑郁、焦虑、恐惧、失眠等症状，也为心理治疗的开展打好了基础。

本病发作急骤，但经及时治疗预后良好，精神状态可完全恢复正常。如果应激性环境消除，症状可在 2 ~ 3 天内（常可在几小时内）迅速缓解；如果应激源持续存在或具不可逆转性，症状一般可在 2 ~ 3 天后开始减轻，通常在 1 周内可缓解。

♥ 12.4　如何帮助急性应激障碍患者

12.4.1　急性应激障碍的原因

强烈或持久的精神刺激因素是导致本病发生的直接原因。这些因素既可以是火灾、地震、交通事故、亲人死亡等，也可以是持久而沉重的情感创伤，如家庭不睦、邻里纠纷、工作严重挫折、长期处于外界隔离等。当精神刺激因素达到一定的强度，超过个人的耐受阈值，即可造成强烈的情感冲击，使个人失去自控能力，产生一系列精神症状。

在所有经历上述精神刺激因素的个体中仅有少数会发生 ASD，由此可见刺激因素是否致病，除精神刺激本身的特征和程度外，还与个人当时的健康状态及造成内心冲突的严重程度有关。前者如慢性躯体疾病、月经期、产褥期、过度疲劳等，后者又与病人的心理社会背景，如所受教育、爱好、愿望、价值观念等有关。有家族精神病遗传史及个人易感素质者，在遭受强烈刺激时，较易发生本病。

12.4.2　急性应激障碍如何自我调整

1. 平缓呼吸法

平缓呼吸法随时随地都可以进行。一开始，你可能会觉得深呼吸有些难，但多试几次就能够掌握。

（1）用腹部呼吸，用鼻腔慢慢地吸气，同时慢慢地从 1 数到 5。

（2）暂停，并屏住呼吸，同时慢慢地从 1 数到 5。

（3）通过鼻腔或口腔，慢慢地呼气，从 1 数到 5（如果呼气的时间长，可以数更多的数）。确定气体完全呼出。

（4）如果已经完全呼出了气体，用正常的节奏呼吸两次，然后重复以上步骤。

（5）持续该练习至少 3 ~ 5 分钟，其中要保证步骤 1 到 3 至少循环了 10 次。继续练习时，你可能就会注意到吸气比呼气能持续更长的时间。如果确实是这样，不要太在意，继续坚持进行该练习至少 5 分钟。记住，每次循环之间，要正常地呼吸两次。如果你开始感到头晕，停止 30 秒之后再接着进行。

（6）通过这个练习，使你的呼吸保持平稳有规律，不要突然吸气或呼气。

（7）可选择性做法：每次呼气时，默默地对自己说"放松""平静""放开"，或者任何其他放松性字或词。这样做能够使你的全身放松。如果你每次练习时都能坚持这样做，那么最后只要你一说放松性词语就能把你带到放松的状态。

2. "蝴蝶拥抱法"

"蝴蝶拥抱法"又名"蝴蝶拍"，是眼动脱敏加工 EMDR 心理治疗方法中的一种稳定化技术。EMDR 被世界卫生组织、美国精神科协会、英国国家精神卫生协作中心推荐为对创伤有效的治疗之一。

（1）找一个可以让自己坐得安稳的地方，调整一下姿势，双脚平放在地上，挺直背部和脖子，下巴内收，双手放在大腿上，以一个放松的姿态开始练习。

（2）闭上眼睛，想象一些积极词语，比如"舒适""温暖""宁静""轻松""喜悦"等，让自己慢慢进入安全或平静的状态。

你也可以想象一个过去给自己带来积极体验的事件，找到一个最能代表这种积极体验的画面，找到一个与这个积极体验相关的词语，比如"喜悦""温暖""感动""自信"等，并体会身体的哪个部位感受到了这种积极的体验。

（3）双手手臂在胸前交叉，右手放在左上臂，左手放在右上臂，轻轻抱住两侧的肩膀。

（4）双手轮流轻拍自己的肩膀（可以从左侧开始，也可以从右侧开始，用自己最自然、最习惯的方式即可），左一下、右一下为一轮。

（5）速度尽量放慢，轻柔地拍打，轻重以自己感觉舒适为准，就好像孩提时期母亲安慰孩子一样，这个动作可以安慰自己，使心理和躯体恢复并进入一种稳定状态。

4～12轮为一组。当一组结束后，停下来深呼吸几次，感受自己的情绪变化，如果好的感受在不断增加，可以继续进行下一组蝴蝶拍，直到情绪完全平复。

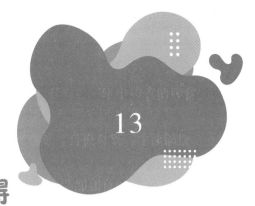

13

▶▶▶ 适应障碍

❤ 13.1 适应障碍的案例

M 爷爷是中学老师，两个月前刚退休，开始了清闲的晚年生活。他的日常生活变成了带带孙子、买买菜、打打麻将。生活看似清闲，但他总觉得生活不顺心，失落感压在心头。他渐渐感到空虚、烦躁，一改往日的外向开朗，变得沉默少语，就连和以前在一起工作的同事见面都不说话，并有头痛、乏力、食欲减退、夜不能寐等症状。

❤ 13.2 如何识别适应障碍

13.2.1 什么是适应障碍

适应障碍是指在明显的生活改变或环境变化时产生的，短期的和轻度的烦恼状态和情绪失调，常有一定程度的行为变化等，但并不出现精神病性症状。典型的生活事件包括离婚、丧偶、失业或变换岗位、迁居、转学、患重病、经济危机、退休等，发病往往与生活事件的严重程度、个体心理素质、心理应对方式等有关。

适应障碍的临床表现形式多样，主要以情绪障碍为主，如抑郁、焦虑。成年人多见的情绪症状焦虑、抑郁以及与之有关的躯体症状均可出现；青少年以品行障碍为主，如侵犯他人的权益或行为与年龄不符，如逃学、偷窃、说谎、斗殴、酗酒、破坏公物、过早开始性行为等；儿童则可表现为退化现象，如尿床、幼稚言语或吸吮拇指等。

13.2.2 适应障碍的诊断

（1）有明显的生活事件（但不是灾难性的或异乎寻常的）应激源作为诱因，特别是生活环境或社会地位的改变（如移民、出国、入伍、退休等），情绪、行为异常等精神障碍多开始于应激源发生后 1 个月内。

（2）情绪障碍：情绪低落、焦虑、紧张、害怕、哭泣等。

（3）行为障碍：如退缩、逃避、不愿上学或工作、不注意卫生、生活无规律等。

（4）生理功能障碍：如睡眠不好、食欲不振等。

（5）疾病期间社会功能受损。

符合上述症状至少 1 个月。当应激源消除后，症状持续往往不超过 6 个月。

13.3　如何治疗适应障碍

1. 消除应激源

一些症状较轻的适应障碍患者在改变环境或消除应激源后，精神症状可逐渐消失。因此，应尽早减少或消除应激源，如对住院的儿童应提倡家长陪护，以减少对医院的恐惧感。

2. 心理治疗

当应激源消失后，若情绪异常仍无明显好转，则需要进行心理治疗。心理咨询、心理治疗、危机干预、家庭治疗、团体治疗等均可用来治疗适应障碍。心理治疗的首要目标应该是鼓励患者把他们因为应激源引起的恐惧、焦虑、愤怒、绝望、无助感等用言语表达出来，确定由应激引起的主要功能紊乱是什么，然后找出减少应激源的方法或提高患者对那些不能改变的应激源的应对能力，帮助患者调整心理的失衡。

3. 药物治疗

对适应障碍的患者，药物治疗不作为首选的方法，可根据具体病情或患者的主要症状酌情选用抗抑郁药或苯二氮卓类等抗焦虑药。如以焦虑为主者，可短期使用抗焦虑药；以抑郁症状为主者，可选用抗抑郁剂等；对有自杀企图或暴力行为的患者，应转入专科医院，既有利于脱离应激源，又有利于系统地专科治疗。

13.4　如何帮助适应障碍患者

13.4.1　适应障碍的原因

适应障碍主要病因为社会环境因素、个人因素及心理因素，不具有传染性，无好发人群，所有人群均可发病，患者承受巨大压力可导致精神紧张、敏感，可能诱发此病。

1. 社会环境因素

患者受到重大精神刺激或经历离婚、失业或变换岗位、迁居、转学、患重病、经济危机、退休等变故导致。

2. 个人因素

患者本身性格胆小、纠结、强迫思维等，在经受较大的变故后易患此病。

3. 心理因素

患者在面对环境变化时内心脆弱，表现出焦虑、抑郁等症状，即为适应障碍。

13.4.2　适应障碍的风险因素

（1）近期经历了单个或多个应激事件，可以是突然而来的，也可以是慢性、消耗性的，如升学、降职、患疾病等。

（2）突发性的应激事件：如地震、车祸、被解雇、亲属突然死亡等。

（3）童年时期经历过重大创伤，同时有其他心理问题的人，也有患上适应障碍的风险。

适应障碍的病程一般不超过 6 个月，随着时间的推移，适应障碍自行缓解，或者转化为特定的更为严重的其他精神障碍，因此，适应障碍治疗的根本目的要放在帮助患者提高处理应激境遇的能力，尽快恢复到病前的功能水平，防止病程恶化或慢性化。治疗重点以心理咨询和心理治疗为主。心理咨询主要是解决患者的心理应对方式和情绪发泄的途径问题。

13.4.3　适应障碍如何自我调整

（1）承认并接纳自己的焦虑情绪，坦然面对病情是克服焦虑的方法。

（2）正念生活。有意识地把自己的注意力放在此时此刻身体和心里的感受上，以开放的心态接纳当下的所有想法、情绪和感受。比如：此刻你正在吃饭，要觉察到在吃什么，这些东西从哪里来，是谁准备的，然后满怀感恩，并慢慢地、专注地去品尝所吃东西的味道和质地。正念生活需要我们刻意地把注意力放在当下的活动上，做当下自己认为并能够做的重要事情，有助于集中注意力，增强抵抗力。

（3）不要孤立自己，学会转移注意力，要多和朋友、亲戚、同事或专业医生保持联系，和他们谈谈自己的感受。和家庭成员一起做事，一起运动，一起观看影视节目、玩游戏等。

（4）学会放松，如听音乐、打坐、练瑜伽。

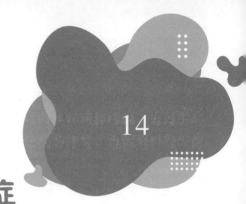

14

▸▸▸ 社交恐惧症

♥ 14.1　社交恐惧症的案例

　　小 N 性格害羞内向，从小就不擅长社交。小时候因容易脸红被同学嘲笑，非常害怕被他人看到自己脸红的样子。上学期间，经常担忧"自己脸红的样子被他人看到"，需要在全班面前进行演讲的时候，小 N 会脸红并且感到十分焦虑、恶心，几乎无法开口说话。与人讲话时不敢直视对方，眼神躲闪，像做了亏心事。一说话脸就发烧，只能低头盯住脚尖，心怦怦跳，全身起鸡皮疙瘩，好像全身都在发抖。她不愿与班上同学接触，觉得别人讨厌自己，在别人眼中是个"怪人"。也害怕老师，上课时，只有老师背对学生板书时才不紧张。只要老师面对学生，就不敢朝黑板方向看。常常因为紧张对老师所讲的内容不知所云。症状最严重的时候，在亲密的家人、朋友面前也会脸红。小 N 会穿高领衣服或用头发挡住自己的脸，还会尽量逃避参加任何聚会或进入社交场所。小 N 也尝试用理智说服自己，用意志控制自己，但作用就是不大。后来她哭诉说，这个怪毛病严重影响了她各方面的发展：学习成绩下降，交往失败，同学们说她清高。

♥ 14.2　如何识别社交恐惧症

14.2.1　什么是社交恐惧症

　　社交恐惧症是以焦虑、恐惧和自闭为主要特征的综合心理障碍。主要表现为：自我封闭、不敢交友、害怕社交；有社交的欲望而得不到满足，由此而产生焦虑、孤独；不敢面对挫折，由此而逃避现实，觉得只有躲在没人的地方才安全。

　　社交恐惧症的表现形式不仅仅是面对陌生人而手足无措，还表现为不能在公众场合打电话，不能在公众场合和人共饮，不能单独和陌生人见面，不能在有人注视下工作等较为极端的行为。当这种恐惧、焦虑的情绪出现时，还常伴心慌、颤抖、出汗、呼吸困难等症状。有以下临床症状：

　　（1）对社交场合的恐惧或焦虑是不合理的、强烈的。

（2）会试图逃避社交场合，或是带着痛苦去忍受。

（3）身体上会出现一些不受自己控制的症状，比如脸红、心跳加速、发抖、出汗、结巴等。

（4）害怕自己被别人评价（尤其是批评等负面评价，少数人也怕被表扬），同时尤其害怕自己的焦虑被别人发现。

（5）这样的情况持续时间至少为6个月。

（6）总是而不是偶尔被所害怕的社交场合引起恐惧或焦虑。

（7）正常生活受到了明显的不良影响。

提示：儿童的社交恐惧或焦虑必须在和同龄人交往时出现，才属于社交恐惧症的范畴，儿童在大人、老师、不熟悉的人面前出现紧张、不安，是正常情况。

当感觉到社交障碍、社交恐惧引起的焦虑不受控制，严重困扰生活及工作时，就需要及时去寻求心理医生的帮助，治疗上有心理治疗和药物治疗两种方法，对于儿童和青少年一般主要采取心理治疗，对于成年人则根据其病情的轻重程度定制治疗方案。

14.2.2　社交恐惧症的误区

1. 害羞、内向就是"社恐"

内向是一种常见的个性特征，害羞可能是性格中的一种长期行为表现，而"社交恐惧症"是一种疾病。害羞、内向的人更多只是不喜欢或不擅长社交，可能对社交有一些担心，但没有达到因为社交中"恐惧性"的过敏反应而进入退缩防御与自我封闭的地步。

2. 害怕上台的人就等于"社恐"

社交恐惧症分为两类，一类是害怕多种社交场合，另一类则是害怕当众上台、表演、讲话。害怕上台是"社恐"的一种，但是害怕上台的人不都是"社恐"，因为很多人在准备不充分的时候都是担心上台的，担心上台之后表现得不好。

3. 社交能力差就是"社恐"

与大家平常认知的相反，社交能力差的人很可能没有社交恐惧症。

4. "社恐"就是情商低

情商是管理情绪的能力，包含了对喜、怒、悲、恐、惊等情绪的识别与驾驭。要驾驭好复杂情绪，首先得对不同情绪有敏感的识别能力。情商的高低跟社交恐惧症没有必然的联系。

5. 与任何人都害怕交往才是"社恐"

几乎所有人（包括社交恐惧症患者）都是有社交舒适区的，一般包括直系亲属和朋友。和不熟的人在一起不自在，这是一种正常的生理现象。

14.2.3　社交恐惧症的危害性

社交障碍患者在与焦虑斗争的过程中，发展了一些逃避或回避措施克服焦虑，这些措施虽能暂时缓解焦虑，却使社交障碍越来越严重。社交障碍也对个体功能造成损害，可以概括为以下几个方面：

1. 人际功能损害

社交障碍对个体最明显的影响就是人际功能损害，社交恐惧症患者几乎没有朋友，不能参加必需的社交活动，不能与同事、同学进行正常交往，甚至无法谈恋爱结婚。

2. 社会功能损害

社交恐惧症患者不能参加正常的社会活动，不能参加同事、朋友、亲戚的聚会和宴请，不能参加学术活动和一些工作相关的会议。

3. 职业或学业损害

学生上课不敢发言，不敢参加一些演讲或表演活动，遇到不懂的问题不敢提问，不敢与同学或老师交流。在就业过程中，不敢参加面试，丧失一些好的就业机会；在工作中，不敢表达自己的想法，不能与上下级沟通，不能有效地组织一些职业活动。

4. 生活功能损害

社交活动是个体生活的一项重要内容，不敢参加社交活动势必影响个体的生活质量，有些患者不敢在公共场所进餐，有些患者不敢上公共厕所，严重影响生活质量。有些患者不敢外出购物或买菜，则影响最基本的生活功能。

♥ 14.3　如何治疗社交恐惧症

1. 药物治疗

研究证实多种类型的药物对社交焦虑障碍有明确的疗效，临床常用的药物包括 SSRIs 类抗抑郁剂、苯二氮革类，也可使用 β-阻滞剂、单胺氧化酶抑制剂、5-羟色胺和去甲肾上腺素再摄取抑制剂（SNRI）、去甲肾上腺素及特异性 5-羟色胺能抗抑郁剂（NaSSA）等。

2. 心理治疗

（1）认知行为治疗。

该疗法是目前最为常用的社交焦虑障碍的心理治疗方法，包括三种主要的认知行为技术：暴露疗法、认知重建和社交技能训练。

暴露疗法应从较低焦虑的场景开始，包括想象暴露与真实暴露两种形式；认知重建主要针对自我概念差、害怕别人负性评价的患者，与暴露疗法联合使用效果会更好；社交技能训练主要采用模仿、角色表演和指定练习等方式，帮助患者学会适当的社交行为，减轻在既往恐惧的社交场合的焦虑。

最近，虚拟现实技术的发展为社交焦虑障碍的治疗提供了新的暴露治疗途径，这种计算机模拟技术提高了暴露场景的真实感和可操作性。

（2）动力性心理治疗。

虽然随着药物治疗和认知行为治疗的发展，该疗法不再像以前那样受欢迎和受关注，但动力性心理治疗能够识别出那些与社交焦虑和回避行为相关的潜意识冲突，通过对这些冲突的探索将使患者长期获益。

（3）催眠疗法。

催眠疗法是催眠师通过催眠方法引导患者进入其潜意识，了解导致其患社交恐惧症的原因，进而从患者的潜意识中清除其内在恐惧根源的一种深度的心理治疗方法。催眠疗法还可以辅助其他治疗方法同时进行，强化和巩固治疗效果。

（4）联合治疗。

药物与心理治疗的联合对于急性期的治疗并没有显著优势，但对于长期预后可能有一定帮助。近些年来，N-甲基-D-天冬氨酸受体激动剂、D-环丝氨酸与暴露疗法联合治疗社交焦虑获得了初步成功，被认为是一种有前途的联合治疗方法。

♥ 14.4　如何帮助社交恐惧症患者

14.4.1　社交恐惧症的原因

1. 生理因素

社交恐惧症可能与遗传、自主神经系统、下丘脑—垂体轴功能障碍、脑回路等有关。有研究发现，社交恐惧症患者在进行公开演讲或者看一些有威胁性社交图像时，脑中的杏仁核和岛叶会过度激活，也就会带来相应的心理和身体的一些反应。

2. 社交预期和自我评价

一个人有恰当的自我评价，与之相匹配的自尊和自我接纳，即使社交能力不强，他们的社交焦虑程度也一般很低。而自我评价低的人则不同，他们对于社交预期过高，达不到预期再加上自我评价不足的话，就有可能会反复陷入"去与不去？躲还是不躲？"的焦虑情绪，从而激活社交恐惧症状。

3. 认知行为

社交恐惧症患者对自身的社交表现、他人对自己的看法、这些看法的后果存在偏颇和负面的认知。比如，别人本来在正常的交谈，他就会以为别人是在偷偷地议论或嘲笑自己，不仅对他人的一个眼神、一个表情非常在意，还给这些眼神或表情赋予负面的解读。即使面对客观中立的回应，他们也经常感觉有批评的意味。这样的认知行为会妨碍社交技能的发展，导致进一步回避社交场合，让社交恐惧在恶性循环中加剧。

4. 童年的社交挫折经历

儿童本来就缺乏社交经验或应对技能，若缺乏社交技能的教育，儿童期还在社交活动中受到虐待、取笑、过度批评，在社交中就容易反复受挫，出现社交恐惧症。如果强势的亲人、"好心的朋友"，强迫孩子"破胆"，反复说"孩子都是吓大的"，强势突破带来的社交创伤，可能会恶化部分人的社交恐惧症。

5. 家庭环境的影响

家庭不完整，父亲或母亲角色缺位，一方面在孩子生命的早期给予过高期待，另一方面在社交活动中遇到挫折后又缺乏支持、理解和鼓励，孩子就会对自己在社交场景的胜任力产生怀疑，害怕丢丑出错，怀疑自己的能力，也不相信他人会包容和接纳自己的不足，不安全感积累，在社交中敏感、多疑以及紧张焦虑，更容易患上社交恐惧症。

14.4.2　社交恐惧症如何自我调整

1. 接纳自我

接纳自己，不否定自己，并提醒自己"我就是我，不需要非得和别人一样"。不苛求自己，能做到什么地步就做到什么地步，只要尽力了，即使结果不如意也没关系。接纳自我，可以从停止对自己的挑剔、批判、责难做起，不再苛求自己，不再急于从负面情绪中逃开。

2. 重新认知

别总是假想人们会对你评头论足，大部分人主要关心他们自己和他们周围的事物，他们没时间拿你的行为消遣。压抑自己，迎合别人和外界的做法并不可取。一方面，这样的方式让对方无法了解到真实的自己，另一方面，也会给自己带来很大的心理压力，让自己排斥社交活动。不要认为尴尬的状况和冷场完全是你的责任，别因为交谈中的负面因素而感到内疚。

3. 坚持运动

研究发现，运动和放松行为，比如瑜伽，对你看待周围世界的态度会有好的影响。

4. 训练社交技能

可以练习一些社交技能。可以通过书本、在线课程等，学习一些基本的社交技巧，比如眼神接触、语音语调、姿势体态等。也可以观察别人是怎样与人交往的，然后将这些技巧应用于实践中，并不断调整和提高自己的社交技能。这样的练习可以让人降低社交情境中的焦虑，并能够获得更积极的回应，也能获得社交行为的反馈和练习新技能的机会。

15

►►► 广场恐惧症

♥ 15.1　广场恐惧症的案例

　　小 A 25 岁时，有一次单独走过一个广场，在空旷的广场上，他突然产生了一种莫名的惊慌，呼吸持续加快，觉得自己好像要窒息了，心脏也跟着猛烈跳动，腿则软瘫无力，眼前的广场似乎无尽延伸着，让他既难以前进，又无法后退。他全身冷汗淋漓，费了九牛二虎之力，才好不容易"跋涉"到广场的另一头。他不知道自己为什么突然会有那种反应，但从那一天起，他便对那个广场敬而远之，下定决心绝不再自己单独走那个广场。不久之后，他又一次单独过过街天桥时，竟又产生了同样的惊慌而难受的感觉。后来，当经过一条狭长的街道时，他又莫名其妙地心跳加快、全身冒汗、两腿发软。后来，每当他要经过一个空旷的地方时，就会无法控制地产生严重的焦虑症状，以至于他不敢再单独接近任何广场。在家人的陪伴下，他可以出门，但每当他来到一个广场边时，仍然会不由自主地呼吸加快、全身颤抖，家人必须赶快抓紧他，才能让他平静下来，不致发生意外。小 A 说："在人多的地方，一旦同伴离我稍微有点距离，我就会呼吸急促，只能蹲下来大口呼吸，还控制不住地掉眼泪。当我处于恐惧状态时，我的身子变得很僵硬，尤其是手指，僵硬到无法活动。当时我脑子里唯一的想法就是，我要死了，有没有人能帮我叫救护车。我变得很害怕人们的看法，总是认为别人在议论我。好想像个正常人一样生活啊。"

♥ 15.2　如何识别广场恐惧症

15.2.1　什么是广场恐惧症

　　广场恐惧症是一种焦虑障碍，患者会畏惧并躲避那些可能令其恐慌以及陷入困境、无助或尴尬的场所或情景。乘坐公交、处于开放或封闭空间中以及处于人群中，都会引发恐惧。

　　广场恐惧症的症状和体征可能包括：

（1）因为离开他们认为"安全"的环境而产生焦虑情绪。

（2）惊恐发作，包括呼吸困难、多汗、头晕、心率加快、窒息感、恶心、胸痛以及极度恐惧或害怕等。

（3）自尊心低下，失去自信。

（4）不愿离开房子或冒险离开熟悉的环境。

（5）抑郁症。

15.2.2　广场恐惧症的诊断

CCMD-3 诊断标准：

（1）符合神经症的诊断标准。

（2）以恐惧为主，需符合以下 4 项：

① 对某些客体或处境有强烈恐惧，恐惧的程度与实际危险不相称。

② 发作时有焦虑和自主神经症状。

③ 有反复或持续的回避行为。

④ 知道恐惧过分、不合理，或不必要，但无法控制。

（3）对恐惧情景和物体的回避必须是或曾经是突出症状。

（4）排除：焦虑症、精神分裂症、疑病症。

♥ 15.3　如何治疗广场恐惧症

一般来讲，广场恐惧症会采用心理治疗、药物治疗或两者相结合的治疗方法。选择性 5-羟色胺再摄取抑制剂（SSRIs）是治疗广场恐惧症的首选药物。心理治疗主要为认知行为治疗（CBT）和惊恐障碍的治疗类似。在治疗开始前，治疗师首先会对患者进行全面的评估，确诊患者病情并澄清患者的详细症状。广场恐惧症的治疗内容包括：社会化/教育患者；建立恐惧等级（为了未来的暴露治疗）；呼吸训练（减少过度换气及其症状）；放松训练；识别和矫正负性自动思维、适应不良的假设和功能失调的图式；暴露于恐惧和/或回避的症状、情境、去除安全行为等。

♥ 15.4　如何帮助广场恐惧症患者

1. 了解恐慌和焦虑

仅仅是了解更多关于广场恐惧症的知识，就可以大大减轻你的痛苦。研究焦虑、恐慌发作时的"战或逃反应"。你会学到你恐慌时的感觉是正常的，你就不会精神崩溃。

2. 学会控制呼吸

过度换气会引起恐慌发作时的许多感觉（如头晕和胸闷）。此外，深呼吸可以缓解恐慌的症状。通过学会控制呼吸，当你开始感到焦虑时，你可以使自己平静下来。如果你知道如何控制你的呼吸，你也不太可能产生你害怕的感觉。

3. 练习放松技巧

经常练习诸如瑜伽、冥想和渐进式肌肉放松等活动会加强身体的放松反应——与焦虑和恐慌的压力反应相反。这些放松练习不仅能促进放松，还能增加愉悦和平静的感觉。

4. 与家人和朋友面对面交流

当你感到孤立时，焦虑的症状会变得更糟，所以要经常联系那些关心你的人。如果你觉得没有人可以求助，那就想办法认识新朋友，建立能起支持作用的友谊。

5. 定期锻炼

锻炼是一种天然的缓解焦虑的方法，所以尽量每天至少运动30分钟（每次运动3次，每次 10 分钟也一样）。有节奏的有氧运动，比如散步、跑步、游泳或跳舞，需要移动你的胳膊和腿，尤其有效。

6. 获得充足的睡眠

睡眠不足或质量差会让焦虑更严重，所以尽量每晚睡 7 ~ 9 个小时。

16

▸▸▸ 特定恐惧症

♥ 16.1　特定恐惧症的案例

　　小 P 是一名学生，和老师同学相处融洽，学习成绩也中上。小 P 和朋友会约着一起去食堂吃饭，有时还一起点小炒菜，享受着美好的校园生活。但在一天中午吃饭的时候，有一名不认识的同学在食堂突然发病，晕倒在地，不省人事，被 120 救护车送医治疗。从那以后，小 P 每次到食堂吃饭，总是觉得莫名的紧张，仿佛马上就有不好的事情发生。他心跳加速、大汗淋漓、浑身发抖，有时候甚至感觉喘不上气，仿佛下一刻就要面对死亡一样。后来，一想到去食堂就感到紧张，似乎心脏都快要跳出来，甚至觉得下一刻随时都可能会昏死过去，为此他只能天天吃面包、泡面或外卖，不敢去食堂。

♥ 16.2　如何识别特定恐惧症

16.2.1　什么是特定恐惧症

　　特定恐惧症是对于特定事物或情境的一种恐惧，会严重干扰个人的功能。患者可能极度恐惧小丑、狗或蜘蛛，或是对乘坐飞机、电梯有不切实际的害怕。

　　美国精神病学会编制的《精神疾病诊断与统计手册》第 5 版（DSM-5）将特定恐惧症分为 5 个大类：

　　1. 动物恐惧症

　　对于动物的恐惧。比如，有的人对蛇或老鼠有恐惧症，以至于不能阅读杂志，因为害怕会突然看到一张蛇或老鼠的图片。所以，动物恐惧症患者所体验到的恐惧与普通嫌恶是不同的。

　　2. 自然环境恐惧症

　　主要是对高处、暴风雨和水的恐惧。通常来说，如果一个人恐惧一种情境或事件，例如深水，那么他很有可能也恐惧其他情境，比如暴风雨。当然，很多这类情境本身的确与某些危险相关，比如从高处坠落，所以轻度到中度的恐惧是具有适应性的。

3. 血液/注射/外伤恐惧症

除了我们常说的晕血和晕针，对就医程序的恐惧也包括在这一类型中。

4. 情境恐怖症

以对公共交通工具或封闭场所的恐惧为特征。人们常说的幽闭恐惧症就属于这一类型，它是一种对狭小的封闭场所的恐惧。

5. 其他类型

包含了不符合上述四种主要类型的恐惧症，例如，可能导致窒息、呕吐或感染疾病的情境。

特定恐惧症可以在任何年龄出现，但通常始于儿童期或者青春期，其症状可能伴随终生。根据 DSM-5，女性发病率是男性的两倍，且 75% 的患者不止一种特定恐惧症。

16.2.2 特定恐惧症的诊断

通常来说，具有以下表现的个体会被诊断为特定恐惧症：

（1）对特定的物体或情境感到深深的恐惧和焦虑，并因此哭泣、身体僵硬、紧紧抓住其他人，或迅速逃离这一情境。

（2）特定的物体或情境几乎总是会引发即刻的恐惧或焦虑。

（3）个体主动回避感到害怕的物体或情境。

（4）物体或情境所造成的实际危险与个体感受到的恐惧不成比例。

（5）特定恐惧症扰乱了患者的正常生活。

（6）在某些情况下，暴露于令人恐惧的刺激会导致惊恐发作，表现为胸闷、心悸、颤抖等，并有濒死感和失控感。

根据 DSM-5，要做出特定恐惧症的诊断，以上症状的持续时间需超过六个月，且需要确保这些症状并非由社交焦虑、广场恐惧症和创伤后应激障碍等其他精神障碍引起。

❤ 16.3 如何治疗特定恐惧症

特定恐惧症一般通过心理治疗即可治愈，严重患者可使用药物辅助治疗。常见药物有劳拉西泮、地西泮、氟西汀等，治疗周期较长，一般需要患者进行持续性长期治疗。

心理治疗有以下疗法：

1. 行为疗法

行为疗法包括系统脱敏法、满灌疗法和模仿法。系统脱敏法是先让患者学会放松，将患者恐惧的刺激或情境按照其恐惧的程度由小到大按等级排列出来，然后在患者放松的状态下逐一循序渐进地将其暴露于引起焦虑、恐惧的刺激中，从而减轻对恐惧性刺激的害怕反应。满灌疗法又称冲击疗法，该法是把患者置于最令其恐惧的情境中，并要求和鼓励患者在恐惧面前不退缩，坚持到底，直到恐惧程度下降，最终不感到恐惧或焦虑为止。模仿法指治疗师作为榜样去面对患者害怕的事物或处境，对患者进行观察学习。

2. 认知疗法

认知疗法是改变患者不合理的认知，通常与行为疗法，如暴露技术、社交技巧训练等联合使用。认知疗法往往和行为疗法结合起来，不论是近期疗效还是远期疗效都要优于单独的行为疗法。

16.4　如何帮助特定恐惧症患者

16.4.1　特定恐惧症的原因

2019 年我国发布的《中国精神障碍流行病学调查》指出，我国特定恐惧症的年患病率是 2.0%，终身患病率为 2.6%，常常发病于童年或成年早期，可能会持续数年或数十年，甚至可以增加罹患其他精神障碍的概率。从医学的角度讲，特定恐惧症的发病因素主要包括了遗传因素、神经生物因素、人格因素、认知因素、社会和环境因素这五个方面。

1. 遗传因素

研究发现，特定恐惧症患者有典型的家族聚集性。一级亲属中有特定恐惧症的人患此病的风险为 31%，而一级亲属中无此病的人患此病的风险则为 11%。前者的患病风险达到了后者的 3 倍，可以说相当高了。同样的观点在双胞胎研究中也得到证明——特定恐惧症具有中等遗传性。

2. 神经生物因素

影像学，尤其是功能磁共振成像的研究发现，与特定恐惧症相关的特定神经通路，包括杏仁核和脑岛会过度活化，这些结构更广泛地参与了负面情绪反应。例如，蜘蛛恐惧症患者对杏仁核的激活明显高于非恐惧对照，以应对预期的威胁，而纹状体终末床核和右前扣带回皮层的细胞核激活更大，从而应对了不可预测的威胁。而这些涉及功能影像学的证据，将会随着检查手段进步而不断涌现。

3. 人格因素

在很多特定恐惧症中，人们对于自己恐惧的特定物体，比如蜘蛛、狗或者血液，在患病之前可能本来就比较厌恶，医学上将这种对某些刺激有厌恶的趋势，称为厌恶敏感性。同样起作用的还有焦虑敏感性，比如小 P 一到食堂，这种焦虑也得到了强化，并且随之出现心悸、胸闷等植物神经紊乱表现。而厌恶敏感性和焦虑敏感性都存在于我们的人格特质之中，所以人格因素在特定恐惧症的发病因素中起到了很大的作用。

4. 认知因素

越来越多的信息处理研究表明，患有特定恐惧症的人对威胁相关信息表现出注意偏见和认知的偏差。比如在蜘蛛恐惧症中，大部分人看到蜘蛛就会想到危险，认为所有的蜘蛛有毒，且富有攻击性。而这种认知上的偏差和过分关注蜘蛛可能出现的攻击性，在很大程度上导致了人们对于蜘蛛的恐惧，所以一想到蜘蛛就会感到紧张和恐惧，越想越怕，越怕越想。

5. 社会和环境因素

小 P 目睹同学在食堂发病并被 120 急救车抬走属于突发的特殊事件，而事件发生时给患者造成的压力，直接导致了恐惧反应的发生，并且再次暴露于相同环境时，还会再次出现恐惧反应或者加重恐惧反应。挪威奥斯陆大学心理系的一份研究报告中，还阐述了在特定恐惧症的发生、发展过程中，环境因素起到了比遗传因素更大的作用。

16.4.2　特定恐惧症如何自我调整

1. 识别

克服恐惧症的第一步是认识到这种过度的恐惧是非理性的。经历过创伤性事件的人，可能会错误地将某些物体或情境与创伤性的经历关联起来。比如，一个人把车停在停车标志下，却被一个醉酒的司机撞了车，此后这个人可能会发展出对停车标志的恐惧。但这显然是一种错误归因——停车标志并不会伤害人，带来创伤的是醉酒的司机。只有认识到这种恐惧是非理性的，才有进一步改变的可能。

2. 触发因素

触发恐惧反应的是什么？触发因素指的是导致恐惧反应的想法、情境甚至感觉。以患有蜘蛛恐惧症的人为例，如果让他产生恐惧的是一种想法，那么仅仅想到蜘蛛就会让他惊恐发作；如果让他恐惧的是情境，那么当他在卧室看到蜘蛛时，他可能会因为极度的恐惧逃离整栋房子；如果让他恐惧的是一种感受，那么当他感到紧张时，他可能会把这种紧张感归因于有蜘蛛在附近，而这种归因会加剧他的恐惧。所以，患有恐惧症的人需要探索，自己恐惧的究竟是一种想法、情境，还是感受？

3. 生物反馈

在感到恐惧时，我们的身体有什么反应？当恐惧被触发时，不仅是我们的大脑会做出反应，我们的身体也会发生变化。有的人会意识到，在极端恐惧时，自己会出现胸闷、眩晕等症状。通过观察和回忆恐惧症发作时的生理反应，可以帮助自己更快识别恐惧何时会被触发。

4. 理解恐惧被触发后的反应顺序

通常来说，恐惧症发作过程中，以下事件按照顺序依次出现，但时间上存在重叠。理解这些事件的发生可以帮助个体对不同反应阶段进行有针对性的干预。

（1）触发因素的出现。

（2）生理反应。

（3）情绪反应（我会有哪些情绪？）。

（4）不良的应对方式（我是如何应对触发因素的？）。

（5）消极的结果（我能想到哪些更有益的应对方式，从而扭转消极的结果？）。

5. 认知转变

为何我的恐惧是非理性的？其他人可以帮助受恐惧症困扰的个体意识到恐惧的非理性层面——不管是停车标志还是密闭空间，本身并不存在危险。挑战非理性信念的同时建立更合理的信念——所恐惧的对象并不具有威胁性，过激的反应实际上另有原因。

6. 自我安抚

在面对触发因素时，我能够进行自我安抚吗？自我安抚技巧是一种正念练习，通过学习这一技巧，人们可以学会在面对触发因素时把注意力集中在自己身上，即专注于缓解强烈的生理反应，从而避免情绪失控。

7. 情绪调节

我为什么会产生这些情绪反应？试着分辨情绪产生的原因，并应用情绪调节技巧改善恐惧症发作时的情绪。例如，可以采用正常化的技巧——不用把恐惧和焦虑看作一种灾难化的情绪，夸大这些反应的严重性。所有人都会有这些情绪，是应对某些情境的正常反应，从而与它们和平相处。

8. 暴露

我能将自己反复暴露在触发因素之中吗？这一步往往在治疗师的帮助下完成，采用系统脱敏疗法，从暴露于引起最小恐惧的刺激开始，逐步过渡到引起最大恐惧程度的刺激。

以蜘蛛恐惧症的患者为例。在治疗前，治疗师会先和来访者讨论恐惧的程度等级，然后治疗师先让来访者想象蜘蛛，之后用以上提到的生理和情绪调节技巧来缓解他们的恐慌。当来访者学会应对这种低恐惧程度的刺激时，治疗师安排来访者接触更具挑战性的情境，比如看蜘蛛的图片。如此重复和递进，最终帮助来访者学会应对真实的蜘蛛。

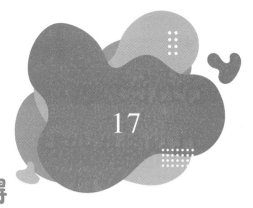

17

▶▶▶ 进食障碍

♥ 17.1 进食障碍的案例

案例1：小Q从小聪明文静，以优异的成绩考入市重点初中，为迎接初中毕业会考，考上重点高中，小Q学习更加努力，经常深夜1点钟左右才休息。小Q早上6点起床，常不吃早餐就去上学，午餐、晚餐也吃很少，开始父母认为是学习过度紧张所致，对她关怀备至，给她准备了许多营养补品，小Q能适量进食。会考后，小Q担心考试成绩不佳，害怕不能考入重点高中，整日闷闷不乐，不愿见人，很少与同学来往。受电视广告影响，小Q认为她的体重比正常体重较重，从此经常照镜子，重视自己的长相和身材。她总觉得自己太胖了，没有同学苗条漂亮，食量逐渐减少，早餐很少吃米饭，午餐和晚餐也只能吃50克左右主食，并要求爸妈多买蔬菜，不吃肉、蛋之类的食品。进入重点高中之后，小Q更加注重自己的形象，节食现象日趋明显，每顿饭仅吃芹菜、白菜和少量主食，多吃一点就恶心呕吐，8个月来体重由过去的55公斤降至就诊时的35公斤。爸妈看小Q过分消瘦，害怕得了什么病，多次带她到综合医院检查，但未发现异常。

案例2：小R对自己168厘米、55公斤的身材一点也不满意，她觉得"越瘦越好"，想通过节食减肥让自己变得更瘦更美。她节食到了极点，也开始了暴饮暴食。小R每一次暴食吃的东西要比正常人吃几天的东西还要多，她常常把自己撑到塞不进去食物才肯停止。在无法自控地暴食后，小R很有负罪感，并且对自己减肥失败非常不甘心，这让她萌生了把吃过的东西都吐出来的想法，演变成了"节食—暴食—诱吐"的"神经性贪食症"的恶性循环。"我总是觉得饿，看到什么都想吃，越高热量的食物越爱吃。吃完吐、吐完吃，整个过程像洗胃一样难受，但如果不这样做，我就会心慌。"小R回忆说，"我知道这样不正常，非常痛苦，但我自己没法控制。"这种恶性循环以及随之而来的抑郁很快把她击垮了，影响了她生活的各个方面。

17.2　如何识别进食障碍

17.2.1　什么是进食障碍

进食障碍（Eating Disorders，ED）指以进食态度和行为的异常为主要临床特征的一组综合征，表现为对进食行为过度限制或失控感、进食习惯紊乱，常存在过分关注自己的体型和体重，造成个体内心的痛苦和导致躯体功能、社会功能明显受损。

进食障碍大致分成四种类型：神经性厌食症（厌食症）、神经性贪食症（贪食症）、暴食障碍（暴食症）和非典型进食障碍。此外，还有回避性/限制性摄食障碍、异食症、反刍障碍、夜食症等其他类型。

其中，神经性厌食是死亡率最高的精神类疾病。各种类型之间并非泾渭分明，患者在整个疾病的历程中有时也会在不同的亚类型间来回转化。

1. 神经性厌食症

神经性厌食症，指不允许自己吃足够食物，获取身体健康所需的能量和营养。有时，厌食症患者被认为是想节食减肥，但实际上跟极低的自尊、消极的自我形象和强烈的痛苦感有关。

患者伴随以下感觉、行为及生理症状。

（1）感觉：

① 除了食物什么都不想。

② 想消失。

③ 追求完美。

④ 孤独（尤其在无人了解自己的问题的情况下）。

⑤ 进食伴随失控感。

⑥ 感觉对家人和朋友有隐瞒。

⑦ 焦虑。

⑧ 在他人认为体重过低的情况下仍觉得自己肥胖，从而过度减肥。

⑨ 害怕体重增加。

⑩ 易激惹。

⑪ 易疲劳，对事物失去兴趣。

⑫ 抑郁、有自杀倾向。

⑬ 通过拒绝食物和过度运动获得成就感。

（2）行为：

① 减少食物摄入或彻底断食、过度热衷减肥。

② 催吐或使用泻药。

③ 过度计较热量摄入、强迫性运动。

④ 藏匿或扔掉食物。

⑤ 身着宽松衣物掩盖体重过低现象。

⑥ 避免进食自认为危险的食物，如高脂高热量食物。

⑦ 一定要比别人吃得少。

⑧ 对食物有严格规定，列出"好的"及"坏的"食物清单，或只吃一种颜色的食物。

⑨ 使用抑制食欲或加速消化的药物。

（3）生理症状：

① 体重明显低于正常标准（15%），头发变细、脱落。

② 面部、手臂毛发细软卷曲，失去性欲，无法进行或享受性爱。

③ 发育不完善（如果问题在青春期之前发生）。

④ 极度畏寒。

⑤ 出现骨质密度问题，例如骨质疏松、骨头脆弱。

⑥ 虚弱、行动缓慢。

⑦ 女性患者出现月经不调或闭经。

⑧ 注意力很难集中。

2. 神经性贪食症

神经性贪食症是最常见的进食障碍之一。患者可能会因为不安、忧虑等情绪，一次性吃大量的食物。在进食后，又产生负罪、羞愧感，继而出现清除行为（如催吐或大量运动）。

患者伴随以下感觉、行为及生理症状。

（1）感觉：

① 羞愧感和负罪感。

② 厌恶自己的身体（肥胖）。

③ 害怕被家人或朋友发现。

④ 压抑、焦虑。

⑤ 孤独感（尤其在无人了解自己的问题的情况下）。

⑥ 情绪低落沮丧。

⑦ 情绪波动剧烈。

⑧ 在失控和试图取得控制之间不断往复。

⑨ 反复的贪食和清除行为导致感觉麻木。

（2）行为：

①一次性摄取大量食物（贪食）。

②秘密进食。

③为摆脱吃下去的食物试图催吐或使用泻药（清除行为）。

④渴望某种食物。

⑤"暴食—清除—挨饿"不断循环反复。

⑥暴食期间吃对自己有害的食物。

⑦为补偿暴食后果而过量运动。

（3）生理症状：

①基本能够维持体重，或经常性在过重和过轻之间摇摆。

②催吐可导致胃酸反流，损坏牙齿，引起喉咙疼痛。

③脱水，皮肤差。

④使用泻药导致肠易激综合征（IBS）、结肠扩张、便秘与心脏病。

⑤女性出现月经不调或闭经。

因为贪食症患者的体重通常没有大的变化，所以他们的问题一般很难被发现。如果自身没有提出要求，通常不会得到帮助，并且即使主动寻求也很难得到帮助。

3. 暴食症

暴食症指患者无法自控地吃大量的食物，通常被描述为食物上瘾或强迫性进食。暴食症患者可能依赖食物获得情感上的支持，或者通过进食来逃避内心的感觉。

患者伴随以下感觉、行为及生理症状。

（1）感觉：

①失控感。

②羞愧感。

③孤独感和空虚感。

④不喜欢自己的身体，尤其在体重增加后。

⑤紧张、焦虑。

（2）行为：

①不间断进食，或一次性摄取大量食物（暴食）。

②无意识进食，例如经常性在看电视或阅读时吃大量快餐。

③隐瞒食量。

④经常性摄取不健康食物，例如高糖高盐高脂食物。

⑤进食至腹胀难受才罢休。

⑥尝试节食但很难坚持。

⑦ 紧张、沮丧、难过时摄取大量安慰性食物。

（3）生理症状：

① 体重增加。

② 想呕吐。

③ 出现与超重相关的健康问题，如糖尿病、高血压或关节和肌肉疼痛。

④ 血糖水平紊乱，精神在极度亢奋跟疲劳之间摇摆不定。

⑤ 呼吸困难。

17.2.2　进食障碍的诊断

1. 神经性厌食症

由于限制能量摄取、没有满足正常营养需求，导致体重显著偏低。这种低体重的情况是根据患者的年龄、性别、成长轨迹和生理健康界定的。显著偏低的体重，是指体重低于正常值的下限，对于儿童和青少年来说，是指低于成长轨迹预期的最低值。

即使体重已经非常低，依然对于增重或者变胖怀有强烈恐惧，或者持续性地避免增重。

对于自己的体重或身材的感受存在偏差，自我评价受体重或身材的不合理影响，或者持续性地无法认识到低体重带来的严重健康影响。

厌食症可以进一步细分为以下两类：

（1）限制型。在过去的 3 个月中，没有进行反复暴食或者清除食物的行为（比如催吐，滥用泻药、利尿剂或者灌肠剂）。这类患者体重下跌的原因主要是节食、断食和/或过度运动。当运动严重干扰了日常活动，在不恰当的时间或不合适的场景下进行，或在受伤或有其他健康问题时依然继续运动，这种运动被认为是"过度运动"。

（2）暴食/清除型。在过去的 3 个月中，反复进行暴食或者清除食物的行为（比如催吐，滥用泻药、利尿剂或者灌肠剂）。

对于成人来说，厌食症病情的严重度可以由 BMI 指数判定。沿用世界卫生组织对过瘦的定义，轻度病情指 BMI 大于 17，中度是 16~16.99，严重是 15~15.99，15 以下则属于极端严重情况。对于儿童和青少年来说，严重程度由 BMI 指数在年龄段中的百分位决定。如果有某些突出的临床症状、生理功能损伤，严重程度的判定可以酌情提高。

2. 神经性贪食症

神经性贪食症是反复发作的暴食行为。这种行为有以下特点：

（1）在一段时间之内（比如 2 小时），相对于绝大多数人在类似情况和时限内能进食的量而言，进食了明显更多的食物。

（2）在暴食过程中，对于进食行为有失控感，比如无法停下来，或是无法控制自己吃多少的感觉。

（3）反复的、以避免增重为目标的不当补偿行为，比如催吐，滥用泻药、利尿剂或者其他药物，过度运动。

（4）暴食和不当补偿行为同时发生，平均每周一次，持续 3 个月以上。

（5）自我评价受体重或身材的不合理影响。

贪食症病情的严重度取决于不当补偿行为的频率。轻度病情指平均每周有 1～3 次不当补偿行为，中度是 4～7 次，重度 8～13 次，14 次以上则属于极端严重情况。如果有其他临床症状和功能损伤，这个严重程度的判定可以酌情提高。

3. 暴食症

暴食症是反复发作的暴食行为。

暴食行为满足以下特点里的至少 3 条：

（1）吃得比平常快得多。

（2）就算已经感觉饱胀得不舒服时，依然继续进食。

（3）即使没有生理上的饥饿感，依然吃了大量食物。

（4）因为对自己的食量感到羞耻，所以选择独自进食。

（5）在暴食后感觉自我厌恶、抑郁或者非常内疚。

（6）对于暴食感到强烈不安。

（7）暴食行为平均每周发生 1 次，持续 3 个月以上。

（8）暴食并没有伴随反复的不当补偿行为，且暴食不只在厌食症、贪食症病程中出现。

暴食症病情的严重度取决于暴食的频率。轻度病情指平均每周有 1～3 次暴食，中度是 4～7 次，重度 8～13 次，14 次以上则属于极端严重情况。如果有其他临床症状和功能损伤，这个严重程度的判定可以酌情提高。

❤ 17.3　如何治疗进食障碍

进食障碍的治疗包括：针对躯体状况的营养治疗、内科干预，针对社会功能、自我认知和情绪的社会心理干预和精神药物治疗，及辅助上述治疗顺利实施的行为管理。通常治疗可同时进行，在不同的治疗阶段，根据患者的具体情况，各类治疗所占的比重有所不同。

1. 药物治疗

对于进食障碍，营养恢复是第一位的，有患者说饭就是药，药就是饭，这话很对。但好好吃饭并不那么容易，我们可以想象病人似乎不会吃饭了，重新学习吃饭的过程需要诸多规范，这时就需要行为管理。

进食障碍也可能带来内科和妇科上的问题，很多进食障碍患者是在内科和妇科就诊时被医生转介到精神科寻求帮助。需要了解的是，进食障碍的内科和妇科干预需要和精神科合作。

进食障碍带来的营养不良是全身的，大脑也会面临营养不良，脑功能的损害会使得患者情感耐受能力降低、情绪调节能力下降。同时，治疗本身也会带来挑战和压力。精神药物在这时可以被视为支持治疗，包括抗抑郁药、抗焦虑药、情感稳定剂以及小剂量的抗精神病药。对进食障碍患者使用精神药物，剂量通常相对较小，在安全范围内使用这些药物对患者具有保护作用，在用药过程中，精神科医生会对患者的安全进行严密监测。常见的药物包括抗抑郁药例如氟西汀、舍曲林、艾司西酞普兰、文拉法辛、度洛西汀等，抗焦虑药例如劳拉西泮、奥沙西泮等，情感稳定剂例如丙戊酸钠、碳酸锂、托吡酯等，小剂量的抗精神病药例如喹硫平、奥氮平、阿立哌唑等。

2. 心理治疗

进食障碍的心理咨询是专门针对进食障碍患者提供的心理咨询服务。进食障碍的心理咨询对咨询师的要求是非常高的，咨询师背后是一个完善的团队和支持系统，包括上级咨询师、督导、精神科医生、内科医生、儿科医生、营养师、健身教练等。

对症处理是第一位的，严重的营养不良或者异常频繁的暴食清除，需要先控制症状，再考虑更深层次的心理干预。

通过心理咨询，首先，帮助患者理解专业人员在做什么，如何帮助，理解疾病的特点，有针对性地应对疾病；其次，改善人际关系和社会功能；再次，明确导致、强化进食障碍的不良行为的病理心理和心理冲突。

在个体咨询中，目前常见的询证有效的方法如下：

（1）认知行为疗法。认知行为疗法是一个相对短期，以症状为导向的疗法。认知行为疗法聚焦于维持进食障碍的观念、价值观和认知过程。它致力于修正患者对于体重、体型和外表的歪曲观念和态度，而这些观念和态度与进食障碍的发展和持续息息相关。

（2）人际心理治疗。人际心理治疗是一个短期的个体心理疗法。它的治疗前提是，人际交往方面的困难促使了进食障碍的发生和持续，而解决这个问题则会推进康复。它主要被用于神经性贪食症和暴食症的治疗，聚焦于人际交往障碍而不是进食障碍的行为问题。

很多咨询师在帮助患者改变进食态度和行为时使用认知行为治疗，在重塑普遍的认知模式、问题应对策略时使用人际心理治疗。

除此之外，心理教育与动机治疗（Motivation and Psychoeducation，MOPED）、辩证行为疗法（DBT）、正念饮食觉知训练（MB-EAT）、基于家庭的疗法（Family Based Therapy，FBT）等也常见于进食障碍的治疗。

对于需要技巧或者朋辈支持的患者，小组干预也是非常值得考虑的，比如正念进食小组、DBT 技能训练小组等。

17.4　如何帮助进食障碍患者

17.4.1　进食障碍的原因

任何进食问题，都不是单一原因导致的。它们形成的原因复杂，可能跟某段生活经历或性格特质有关。

1. 痛苦的生活经历

进食问题起初可能与压力或创伤事件有关，例如遭受身体、情感或性虐待，关系密切的人死亡，父母离婚等严重家庭问题，或因学校或工作压力所致，如面临考试、霸凌事件等。

进食问题常在患者生活发生重大变化时加重，如进入青春期、换新学校、发现自己的性取向或者第一次离开家等。即使是亲密的朋友或家人也很难理解他们的问题，认为这些问题是没有征兆突然出现的。

2. 家庭问题

进食问题常与童年经历有关。家有严厉父母的儿童可能会用食物来争取对生活的控制感。另外，有节食、过食等进食问题的家人也可能是其中一个因素。进食问题可能会不被家人理解，因此给患者造成了额外的压力，甚至让问题变得更糟。

3. 人格特质

进食问题患者没有特定类型，但具有以下性格特质的人更易受到影响：

（1）完美主义——希望所做一切都是完美的，对自己过去的表现从不满意。

（2）对自己要求过于严格。

（3）极具好胜心。

（4）具有强迫行为。

（5）没有信心表达自己。

4. 身体或精神疾病

身心健康问题亦可导致进食问题。身体问题引发的无力感可能会通过摄取食物或过度运动获取控制感来进行补偿。心理问题，如抑郁、焦虑、双向情感障碍或躯体变形障碍可导致低自尊、无价值感或无力感，从而引发进食问题。反过来，进食问题又会加重这些心理问题。进食问题也是一种自我伤害行为。因进食问题导致体重急剧下降、体质变差的患者可能有自杀倾向，认为自杀是逃避进食问题的唯一办法。这种念头很可怕，更加重了患者的孤独感。

5．社会压力

大多数人会无意识地受社会和文化压力影响，包括对身体、外形美丑的定义。影视、杂志上的图片，网络上的文章，广告里的人物，几乎都崇尚女性应以瘦为美，男性应强壮有力。长期处于这样的社会压力下可令人自信心下降，自我形象及自尊感偏低。

17.4.2　如何帮助进食障碍患者

你可能会为服务对象患上进食问题而备感忧虑，或是难以启齿跟他们谈论这个问题。你也可能做过一些尝试，但患者不愿或无法接受你的善意，从而更加重了你的无力感。但如果能够注意以下事宜，让服务对象接受你的帮助不是难事。

（1）最重要的是让他知道，你就在那里，愿意倾听并提供帮助，随时等他准备好后再向你倾诉。

（2）尽量不要做出假设。人们有时认为进食问题是由于某些原因导致的，比如被虐待、青春期试图阻止身体发育，或身体形象方面的原因。但是如果你一厢情愿地去理解某人的进食问题，而没有真正倾听对方，就会加重他们的失控感，使得他们无法再分享他们的感受。

（3）很多人可能并不认为他们有进食问题，而是把它当成处理愤怒、丧失、无力感、自我憎恨、内疚等情绪的手段。

（4）不要试图改变患者的行为，这会令他们感到威胁，从而隐瞒进食问题。举个例子，试图说服某人增重可能会令他们害怕被迫进食，产生回避或撒谎行为。

（5）鼓励患者寻求专业医生的帮助。如果他们对此心有疑虑，你可以与之同往。

（6）帮助患者获取正确信息，包括学会在网络去伪存真，避免被有害网站毒害等。

（7）与患者共同参加社会活动。如果他们有进食困难，请为他们组织不需要进食的活动。

（8）如果患者是你的家人，可以考虑家庭疗法，即在治疗师的帮助下从家庭层面上解决问题。家庭疗法有利于你与患者的沟通，并适时提供帮助。

17.4.3　进食障碍患者如何自我调整

社会压力并不是导致进食问题的唯一原因，但正因外形被赋予了重要的文化意义，体重或外表就成了引发坏情绪的焦点。超重引发的心理压力使人对自己的身体感觉更糟，更加重了情绪问题。进食问题是可以战胜的。很多人在外界的支持和帮助下学会面对自己的问题，认清深层次的原因，改进与食物之间的关系。

1．与你信任的人交谈

尽管进食问题很难被身边的人理解，但他们都有一颗愿意帮助的心。如果可能的话，谈谈你需要怎样的帮助，并告诉他们尽量避免做哪些事。与最亲密的人坦诚地谈谈，他们也许不能完全理解，但可以提供支持。

2. 获取同伴支持

很多患者为自己的进食问题感到极度羞愧，感觉得不到理解。有些人习惯于隐瞒问题，从而加重了自己的孤立感。与同病相怜的人交谈会带来极大帮助。如有意加入同伴互助团体，网络上也会有一些相应的论坛。但确保网络安全很重要。有一些恶意助长进食问题的网站和论坛，一旦深陷其中，进食问题将更难改善。

如果在网络上遇到问题，也可以向家人或朋友求助。

3. 正念或放松练习

正念是一种治疗方法，强调有意识地深入观察、注意周围的事物，关注身体和心灵的感觉。当我们放慢脚步观察时，会看得更加透彻，更好地理解自身的反应和情绪。你也可以尝试冥想、瑜伽等放松方式，帮助自己更加平静地思考，学会以不同的方式看待自己的身体。网上可以预约你所在地区的瑜伽或冥想课，如果无法现场上课，也可以通过搜索引擎或 YouTube 等查找在线视频。

4. 善待自己

先尝试做些缓慢的改变。最初的改变可能跟吃无关，只是有助于改善对身体的感觉，例如按摩；或是增强自信，例如让朋友写下他们喜欢你的原因等。

治疗过程中出现倒退或复发很正常，不必感到沮丧。应接受现状，把注意力集中在已取得的成果上。

觉得自己一无是处的人很难善待自己。可以查找了解提高自尊的方法。

5. 采取实际措施改变不健康的习惯

一旦问题形成，习惯就很难打破。你可以采取一些可行的小办法，来避免重蹈覆辙。例如，存在过量进食的习惯，就少买点食物；担心出现清除行为，就在饭后做些有趣的事分散注意力；过于在意体重、卡路里或食物本身，就多考虑些跟进食无关的目标。

18

▶▶▶ 物质使用障碍

S 师傅今年 55 岁，平时不抽烟不打牌，就是爱喝两口酒。2 年前，他被厂里派到外地从事营销工作后，喝酒成了家常便饭，开始餐餐不离酒，早晨起床后，首先要喝上两口，中午、晚上自不必说。与此同时，S 师傅身体出现了变化：反应迟钝，记忆力衰退，胃肠功能不好，血压升高，手常常抖动，连衣服也扣不上，工作能力急剧下降，甚至连班也不想上了。而 S 师傅回到家后，每当无节制喝酒被老伴劝阻时，他就破口大骂、拳脚相加，甚至拿刀相向。老伴怎么也想不到，一向身体健壮的 S 师傅会因长期喝酒而住进了医院，而且患的是酒精依赖症，需要入院接受长期的治疗。

♥ 18.2　如何识别物质使用障碍

18.2.1　物质使用障碍是什么

物质使用障碍是使用精神活性物质导致的任何精神障碍。特定的有酒精、阿片类物质、大麻类物质、镇静催眠药、兴奋剂（包括咖啡因、苯丙胺和可卡因）、致幻药、烟草和挥发性溶剂。临床症状和综合征包括急性中毒、有害使用、成瘾综合征、戒断综合征、伴有谵妄的戒断状态、精神病性障碍、迟发的精神病性障碍及遗忘综合征。

物质使用障碍的一个重要特点是大脑环路的潜在改变，这种改变可能在脱毒之后持续存在，特别是有重度障碍的个体，可能表现为反复复发，接触到相关刺激时，产生强烈渴望。诊断标准适用于控制损害、社会损害、使用风险和药理学标准的症状，这四组诊断标准，出现 2～3 个症状为轻度；4～5 个症状为中度；6 个及更多为重度。

1. 控制损害

（1）个体可能摄入物质比原先意图的量更大或时间更长。

（2）个体可能表达一种持久的减少或节制使用的欲望，并可能报告减少或中断使用的多种努力的失败。

（3）个体可能花费大量时间以获得物质、使用物质或从其效应中恢复过来。

（4）一些重度的案例，个体几乎所有日常活动都围绕着物质，表现为强烈的欲望或迫切要求。

2. 社会损害

（1）反复的物质使用可能导致不能履行在工作、学校或家庭中主要角色的义务。

（2）尽管物质的效应引起或加重持久的或反复的社会或人际交往问题，个体可能仍然继续使用物质。

（3）因为物质使用而放弃或减少重要社交、职业或娱乐活动。

3. 使用风险

（1）对躯体有害的情况下，反复使用物质。

（2）尽管认识到物质使用可能引起或加重持久的或反复的生理或心理问题，但个体仍然继续使用物质。

4. 药理学

（1）耐受，需要显著增加物质的剂量以达到预期的效应，或使用通常剂量的物质会显著降低效应。

（2）戒断，指长期大量使用物质的个体，当其血液或组织中的物质浓度下降时发生的一种综合征。

18.2.2　酒精使用障碍的诊断

一种导致有临床意义损害或痛苦的适应不良性的酒精使用模式，表现为在12个月时间段内出现以下2种或更多情况：

（1）常比预期摄入更大量或更长时间的酒精。

（2）存在减少或控制酒精使用的持续愿望或不成功的努力。

（3）花费大量时间用于获取酒精、使用酒精或从酒精效应中恢复过来等所必需的活动。

（4）对使用酒精有渴求或强烈的欲望或冲动。

（5）反复使用酒精导致无法履行在工作、学校或家庭中主要角色的义务。

（6）尽管酒精效应造成或加剧了持续性或反复性社会或人际问题，仍继续使用酒精。

（7）因为酒精使用而放弃或减少重要的社会、职业或娱乐活动。

（8）在身体处于危险的情况下仍反复使用酒精。

（9）尽管认识到持续性或复发性躯体或心理问题很可能是由酒精造成或加剧的，但仍继续使用酒精。

（10）耐受性，表现为饮用"通常"量的酒精所引起的效应降低或者需要增加酒精量才能获得期望效应。

（11）戒断。

酒精使用障碍的特征是饮酒的控制力受损、沉迷于饮酒、不顾不良后果而使用酒精和思维扭曲（最显著的是否认）。上述每个症状都可呈持续性或周期性。饮酒失去控制通过行为表现出来，如快速饮酒、第一杯酒一饮而尽、对饮酒关注或担心、用酒精来释放压力以及经常有喝酒的想法。酒精相关的健康损害可导致迟到或工作缺勤、酒精相关的机动车事故、失业、法律问题、酒精相关的家庭问题、认知缺陷以及躯体疾病。在病情更为严重时，酒精使用障碍患者会不顾酒精相关的显著问题而继续使用酒精。饮酒可能伴发饮酒后短暂失去意识或记忆短暂缺失、睡眠障碍和震颤。

18.2.3 酒精使用障碍临床特征

1. 急性酒精中毒

急性酒精中毒指短时间摄入大量酒精后出现的中枢神经系统功能紊乱状态。初期表现为脱抑制兴奋症状，如兴奋话多、言行轻佻，随后出现共济失调、语言不清，甚至嗜睡、昏迷等。严重者损害脏器功能，导致呼吸循环衰竭，进而危及生命。

2. 酒精依赖

酒精依赖是指当饮酒的时间和量达到一定程度后，患者无法控制自己的饮酒行为，并出现如下一系列特征性症状。

（1）对饮酒渴求，强迫饮酒，无法控制。

（2）固定的饮酒模式，有晨饮、发作性狂饮（每间隔一段时间就狂饮一次至酩酊大醉）、定时饮酒。

（3）饮酒高于一切活动，不顾事业、家庭和社交活动。

（4）耐受性增加和出现戒断症状。

3. 酒精戒断

一般在停饮或减少饮酒量数小时后出现，症状包括：自主神经功能紊乱、癫痫发作、意识障碍和精神病症状。

（1）单纯性戒断。

一般在停饮数小时后，出现手、舌、眼睑震颤，恶心、焦虑、心悸、出汗、血压升高、失眠等一系列植物神经功能紊乱症状，停饮后 48～72 小时左右达到高峰，之后逐渐减轻，4～5 天后基本消失。

（2）重度戒断包括以下状态。

① 癫痫发作：突然停饮后 6～48 小时内发生，通常为癫痫大发作，可反复发作。

② 震颤谵妄：通常在停饮 48 小时后出现，72～96 小时达高峰，是最严重和威胁生

命的酒精戒断形式，表现为粗大震颤、发热、意识障碍、幻觉妄想和激越，幻视多为恐怖性场面。可以发展为高热和呼吸循环衰竭，甚至死亡。治疗效果较差可能转为慢性谵妄、Korsakoff综合征等。

4. 酒精所致其他精神障碍（慢性酒精中毒性脑病）

慢性酒精中毒性脑病是指由于长期饮酒造成酒精作用于脑组织产生的慢性、容易复发的脑部疾病，是长期过量饮酒导致的中枢神经系统严重中毒，而且几乎所有患者都存在慢性酒精依赖综合征。慢性酒精中毒性脑病是一种进行性的、潜在的可致人死亡的疾病。其特征表现为对饮酒的强烈渴望、耐受性增加、依赖性增强和不加以控制。患者可出现行为异常、神经系统功能和结构异常。酒精中毒的严重程度与酒的种类、始饮时间、酒量与频度、饮酒时是否佐以食物以及神经系统的功能状况等因素密切相关，存在个体差异。慢性酒精中毒可导致多个脏器的损害，因此慢性酒精中毒性脑病患者常合并其他脏器的疾病，包括肝脏损害、肾脏疾病、心血管损害、皮肤血管扩张、慢性胃炎和胃溃疡、胰腺炎和低血糖等，并且罹患喉、食管、胃、胰腺和上消化道恶性肿瘤的风险也明显增加。另外，由于慢性酒精中毒性脑病患者饮食异常，他们可能同时患有营养缺乏症、周围神经损害和血液系统疾病。有以下临床表现：

（1）酒精所致其他精神障碍包括酒精所致精神病性障碍、情感障碍、焦虑障碍、睡眠障碍等，可发生在酒精依赖期间或停饮之后，也常存在与其他精神疾病共病情况。

（2）韦尼克脑病。典型三联征：眼震、精神异常和共济失调。多见急性或亚急性发病。呕吐和眼球震颤是最早出现的症状，眼肌麻痹是本病的特征性表现之一。共济运动障碍常在眼部症状之后出现，多数患者几天之内即发展到难以站立及步行。轻型患者则表现为小脑性共济失调，行走时步基较宽，易于倾跌。个别患者还可伴有言语含糊，构音不连贯等现象。

（3）柯萨可夫综合征，又称酒精遗忘综合征。典型的临床表现包括遗忘症、虚构、错构、认知功能障碍、定向障碍和人格改变。患者的这些临床表现常基于认知功能异常、学习能力下降以及人格改变。患者往往将曾经发生过的事件或以一段内容荒谬、变幻不定、丰富多样的虚构的事实来填补他所遗忘的空白，并对其坚信不疑。患者在人格上常表现为表情冷漠、缺乏主动性、对周围人事缺乏主动意志要求和关心，但有时又显得自私固执、欣快肤浅或者情绪波动十分剧烈。

（4）慢性酒精中毒性痴呆，由于慢性酒精中毒而产生的明显认知功能障碍，可由韦尼克脑病或柯萨可夫综合征发展而来，个人生活能力显著下降，不修边幅，个人卫生差，而且对饮酒的需求超过一切。晚期言语功能也严重受损，仅能说只字片语，最后卧床不起，尿便失禁，多因各种并发症而死亡。

（5）酒精性癫痫，临床表现为多种类型的癫痫发作，以全身强直阵挛性发作较常见，严重时可呈现癫痫持续状态。

（6）酒精性精神和行为障碍，包括长期酒精使用障碍所导致的戒断反应，以及伴随的人格、情绪障碍或精神病性障碍。情绪障碍常见抑郁、焦虑等多种表现，患者情绪混杂、多变、稳定性差、持续时间长、对药物反应不良，且伴随人格异常、幻觉、睡眠障碍或认知功能障碍。

5. 酒精所致躯体损害

（1）消化系统。

① 消化道疾病：食管炎、上消化道出血、食管癌等。过度饮酒后 6 ~ 12 小时，可出现急性胃炎及急性胃溃疡，表现为心口部疼痛、恶心、呕吐，甚至呕血等。长期饮酒可致慢性胃炎，表现为消化不良、食欲不佳、贫血等。

② 肝病：最为常见。发病初期通常表现为脂肪肝，逐渐发展成酒精性肝炎、酒精性肝纤维化和酒精性肝硬化，严重者可并发肝衰竭。

③ 胰腺炎：典型症状为饮酒后剑突下和左季肋部强烈疼痛，向背部放射，前屈位疼痛减轻，常伴有恶心、呕吐、便秘。

（2）心血管系统。

饮酒后可诱发心绞痛、冠心病、心肌梗死等。长期大量饮酒可引起酒精性心肌炎，表现为左心室扩大、心肌肥大，主要症状为呼吸困难、水肿等心功能不全症状。还可出现心律不齐、传导阻滞、期前收缩，甚至心脏停搏、猝死。

（3）神经系统。

常见末梢神经炎，临床表现为左右对称性四肢无力、感觉麻木、针刺样或烧灼样的感觉。

♥ 18.3　如何治疗物质使用障碍

18.3.1　急性酒精中毒的治疗

轻度无需特殊治疗，保持环境安静，注意保暖，多饮水等。严重者催吐、洗胃，加强代谢，注意水电解质紊乱等。可使用纳洛酮，一般用法为肌内注射，每次 0.4 ~ 0.8 mg，甚至更高剂量；也可用 1.2 ~ 2.0 mg 溶解在 5% 的葡萄糖溶液中静脉滴注，可重复使用，直至患者清醒为止。

18.3.2　戒断症状的治疗

1. 治疗原则

一次性停止饮酒，苯二氮䓬类药物替代，大量 B 族维生素的使用，纠正水电解质紊乱。

2. 戒断症状的处理

常用苯二氮䓬类药物替代治疗，使用原则为及时足量给药，戒断期过后及时停用。以地西泮为例：剂量一般为每次 10 mg 口服，3 ~ 4 次/日。用药时间不宜超过 5 ~ 7 天，以免发生药物依赖。对于住院患者，如无法耐受口服或戒断症状严重，可静脉给予地西泮，缓慢推注或静脉滴注，期间需注意观察患者意识、呼吸等生命体征变化，预防过度镇静、呼吸抑制等不良反应。其他苯二氮䓬类药物可以与地西泮进行等量换算。国际很多指南用 CIWA-Ar 量表指导用药剂量。老年人和有明显肝脏损害者，建议使用奥沙西泮或者劳拉西泮。

3. 癫痫发作的处理

使用苯二氮䓬类药物或抗癫痫药。

4. 震颤谵妄的处理

（1）大剂量苯二氮䓬类药物的使用：如地西泮可加至每天 100mg，必要时可静脉滴注。推荐使用长效苯二氮䓬类药物。

（2）支持性治疗：补液、纠正水电酸碱平衡紊乱、B 族维生素和复合维生素的补充、叶酸的补充、防治低血糖及预防感染。

（3）抗精神病药辅助治疗：可选用氟哌啶醇肌内注射或第二代抗精神病药控制精神症状。

18.3.3　慢性酒精中毒性脑病的治疗

1. 戒酒

首要治疗方法就是戒酒。一般分为两个阶段：一是戒酒阶段（也称作解毒阶段）；另一阶段是康复治疗阶段。

目前一线治疗药物如下。

（1）纳美芬、纳洛酮、纳曲酮：阿片受体拮抗剂能阻断对下丘脑室旁核的刺激，减轻患者对酒精的依赖。

（2）双硫仑：双硫仑的药理机制为阻断乙醛脱氢酶，当患者摄入酒精后由于乙醛脱氢酶作用被阻断导致乙醛在体内积累进而出现双硫仑反应，即心动过速、潮红、恶心、呕吐等症状，因此在心理上减轻患者对酒精的依赖。

（3）阿坎酸：药理机制可能是通过阻断 N-甲基-D-天冬氨酸（NMDA）受体从而减轻戒断症状，如饮酒欲望、焦虑、失眠等，但其疗效较弱。

目前二线治疗药物如下。

（1）巴氯芬：在患者戒断过程中有镇静作用。

（2）托吡酯：对于预防酒精依赖的复发有一定疗效。

（3）苯二氮䓬类药物：常用于治疗酒精戒断症状，如焦虑和失眠，还可用来预防和治疗癫痫发作和谵妄。

（4）三环类抗抑郁药物：可以用来控制任何原因引起的焦虑和抑郁。

（5）大剂量抗氧化剂：如维生素 C、维生素 E，可能对酒精中毒性脑病具有一定的保护作用。

2. 病因治疗

慢性酒精中毒性脑病的病因是胃肠吸收不良所造成的硫铵（维生素 B1）缺乏，所以治疗关键是针对病因及发病机制进行治疗。

一般选择非肠道给药。

当体内硫胺贮备严重不足时，患者如摄入大量碳水化合物液体则可能诱发急性脑损伤，表现为慢性酒精中毒性脑病的急性发病或加重，因此对伴有认知功能障碍的慢性酒精中毒性脑病、营养不良、低血糖、肝病等患者在静脉输入含糖液体前都应通过非肠道补充高剂量维生素 B1。可使用静注 500 mg/d、连用 3 天。

3. 纠正营养失调

营养失调是造成和加重慢性酒精中毒性脑病的重要因素，纠正营养失调是缓解病情、早日恢复的基础。

首先应给予静脉补充水、电解质、维生素 B1 和维生素 C 等，特别是 B 族维生素有助于康复。其次帮助患者恢复食欲，保持口腔的清洁卫生，少食多餐，鼓励进食富含维生素的食物。

应避免食用糖，减少单糖含量高的饮食，如白面粉，增加植物蛋白和多糖的食用，如谷类、豆类和蔬菜。

4. 脑保护治疗

长期酗酒的患者脑内存在过氧化物和自由基损伤及明显的神经营养因子水平低下，因此适当而有效的神经保护治疗有助于改善慢性酒精中毒性脑病的各种症状。

除使用大剂量维生素 C 和补充 B 族维生素，如甲钴胺外，还可给予自由基清除剂，如依达拉奉、线粒体保护剂，如艾地苯醌、辅酶 Q10 等，以及神经营养药物，如鼠神经生长因子、奥拉西坦等。

5. 其他治疗

针灸、高压氧、经颅磁刺激。

6. 各型综合征的治疗

（1）韦尼克脑病和柯萨可夫综合征。

可积极通过非肠道补充 B 族维生素，包括维生素 B1 注射液肌肉注射及甲钴胺注射液肌肉或静注（1000 ug、1 次/d）。

（2）慢性酒精中毒性痴呆。

大脑胆碱能功能受损是慢性酒精中毒性痴呆的主要机制，酒精抑制乙酰胆碱活性，导致海马和额叶胆碱能神经元丢失等引起认知功能下降。临床可使用胆碱酯酶抑制剂多奈哌齐和 NMDA 受体非竞争性拮抗药美金刚。推荐剂量为多奈哌齐 5 ~ 10 mg 口服、1 次/d，4 ~ 6 周后加量至 10 mg 口服、1 次/d。美金刚治疗前 3 周按每周递增 5 mg/d 剂量至 10 mg 口服、2 次/d。

（3）酒精性癫痫。

戒断期或恢复期出现癫痫发作均应积极给予抗癫痫药物治疗，首选苯二氮卓类药物如劳拉西泮或地西泮，必要时可联合使用丙戊酸钠缓释片或左乙拉西坦。

（4）酒精性精神和行为障碍。

使用 SSRI 如氟西汀或 SNRI 如文拉法辛或度洛西汀等积极治疗患者的焦虑、抑郁。

（5）脑白质脱髓鞘和桥脑中央髓鞘溶解。

他汀类降脂药物对酒精性脑白质脱髓鞘和酒精性认知功能障碍可能具有一定的治疗作用。

18.3.4 特殊重点群体的治疗

1. 儿童和青少年

当儿童意外食用任何成分中含有乙醇的产品时，如漱口水、化妆品、清洁产品或父母留在家里的饮料，幼儿往往会出现急性酒精中毒（AAI）。

未成熟的肝脏酒精脱氢酶活性限制了 5 岁以下儿童代谢酒精的能力，因此儿童血液酒精浓度（BAC）比成人更低时就有可能会发生昏迷。儿童和青少年 AAI 后发生低血糖和低血压的风险远远大于成人。因此对所有青少年的 AAI 管理应侧重于迅速纠正低血糖、低体温和躁动。对于严重的躁动，应使用典型的抗精神病药物（如氟哌啶醇），因为与酒精相互作用较小。首选止吐剂，尽量避免洗胃（防止误吸）。静脉通道是确保液体供应的必要途径。

2. 老年人

老年患者和肝功能不全患者应特别小心使用半衰期较长的苯二氮䓬类药物，更倾向于半衰期较短的苯二氮䓬类药物，如奥沙西泮（15 mg，每天 1 ~ 2 次，如有必要，可谨慎增加至 15 mg，每日 3 ~ 4 次）和劳拉西泮（1 ~ 2 mg，每天 1 ~ 2 次，然后调整）。

对于饮酒的老年人来说，最好的建议是将饮酒量限制在远低于国家低风险饮酒指南的水平。纳曲酮和氨基己酸酯药物疗法可以单独用于治疗老年人的酒精使用问题。

3. 妊娠妇女

怀孕期间饮酒是不安全的。

女性应该在计划怀孕时停止饮酒。

一旦知道怀孕就应该停止饮酒。

建议在低度或中度饮酒风险的情况下进行非药物干预。

停止长期大量饮酒并建议住院治疗时，可短期应用小剂量的苯二氮卓类药物预防酒精戒断症状。

怀孕期间不应使用维持戒酒的药物治疗，应测量新生儿胎粪中的酒精代谢产物，以确定胎儿是否接触酒精。

❤ 18.4　如何帮助物质使用障碍患者

物质使用障碍的康复管理有以下五点。

1. 建立良好的康复环境

根据慢性疾病的治疗原则，成瘾的治疗模式已经从阶段性医疗向持续性医疗转变。持续性医疗模式包括一系列的医疗和社会服务，包括住院治疗、门诊治疗、日间住院、中途宿舍和自助治疗等，以帮助患者建立良好的康复环境。

对于物质使用障碍的患者，需要尽可能"干净"的康复环境，即远离毒品、酒精、烟草、镇静催眠药物等精神活性物质的环境。应断绝和其他吸毒人员的联系，远离既往使用物质的场所，消除获得毒品的渠道，当家人也在吸毒时，应同时进行戒毒治疗。良好的康复环境还包括社会对于物质使用障碍患者的支持和帮助，如减少歧视和病耻感，提供就业、生活帮助，加强媒体宣传和减少公众的误解等。

2. 维持良好的医患关系

物质使用障碍患者的康复过程中，需要克服生理和心理渴求，稳定的治疗动机是非常重要的支持性因素。在治疗初期，患者接受治疗本身就是治疗动机的体现。在治疗的维持阶段，由于对疾病认识不足、盲目自信等原因，治疗动机有可能逐渐减弱，从而增加复发的风险。良好的医患关系，是建立治疗动机的基础。不断强化治疗动机，鼓励和支持患者、家属主动参与治疗。在容忍失败的基础上，形成良好的医患同盟，给予希望是治疗成功的关键。在治疗、康复过程中，复发往往不可避免，其常与自身、外部环境关系密切，与患者充分讨论，找出与复发相关的因素进行干预，能有效减少复发，促进恢复社会功能。治疗者要克服自身的负性情绪、职业倦怠，永远给患者、家属希望，相信患者的康复潜力。

3. 强化无缝连接的治疗理念

根据不同的治疗阶段，治疗方式有脱毒、社会心理康复、回归社会等；治疗场所分为社会、强制隔离、自愿戒毒；治疗内容包括成瘾治疗和共病精神障碍、传染性疾病的治疗等，这些治疗方式、场所、内容需要有机整合，需要多学科的参与，形成无缝连接的机制。

4. 形成社区康复服务体系

物质使用障碍患者需要社区提供切实有效的服务，帮助他们恢复社会功能，重返社会生活。国内开展了几种社区管理形式，包括基层精神卫生专科、职业康复、随访服务、家庭看护和家庭教育等，同时以"社区为基础、量体裁衣式、尊重患者、整合服务、主动的个案管理"等为原则，更好地帮助患者保持长期戒断，建立健康的家庭社会生活方式。

社区卫生服务工作者通过随访来提供后续服务，与患者讨论治疗后取得的进展以及遇到的问题，同时对患者以及家属进行健康宣教，告知患者复吸或复饮风险，长期使用精神活性物质对躯体、精神、家庭、工作带来不可估量的危害，帮助患者进一步改变不良的生活方式。通过宣教，帮助家属认识和理解疾病，从感情上给予患者关心和同情，工作上给予帮助和支持，鼓励患者参加各种有意义的社会活动，用工作、休息、体育、娱乐充实身心。

个案管理是为那些有多种需求却无法有效利用社会资源的个案提供社会福利援助的一种社会工作方法。运用个案管理方法在社区物质使用障碍患者中开展工作，能够协助他们解决生活中面临的多重问题，提高他们使用社会资源的能力，实现回归社会的目标。个案管理模式对整合社区资源，提升社区戒毒工作的专业化服务水平具有重要意义。目前，我国对物质使用障碍患者的安置帮教工作一般是以区、街道禁毒办为统筹，司法所参与，派出所专区民警、居委会专干、社区医生和家庭成员组成帮教小组，对他们进行帮助、教育，并对其生活、就业等方面进行帮扶。

5. 鼓励、支持互助团体活动

物质使用障碍患者一旦脱离了医疗环境的保护，面对压力和渴求，复发风险增加，而各种互助团体的支持能够弥补患者出院后康复的空白。互助团体可以随时给患者提供支持，是患者终生的康复基地，尤其在我国目前还缺乏其他康复措施的情况下，互助团体对患者的康复发挥重要的作用。

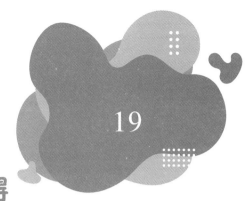

19

▶▶▶ 人格障碍

♥ 19.1 人格障碍的案例

T 在与女友交往的早期对女友十分关心和体贴，女友对此十分满意，自认为找到了如意郎君。然而在确立了恋爱关系之后，T 变得疑心越来越重，总怀疑女友私下与其他男人交往，非常不放心女友的行踪，每天都要多次给女友打电话询问其在哪里、和谁在一起、在干什么。一旦发现女友和其他男人接触就发脾气，为此两个人经常吵架。T 后来还开始打女友，有时会把女友朝死里打，但打过之后又会痛哭流涕求女友原谅。女友实在无法忍受他的折磨提出分手后，T 威胁说不会放过她和她的家人。T 自认为工作压力大而紧张、疲劳、失眠和易发脾气而来求助。问及根源时，他说"工作时同事们总嫌我做事拖拉而故意大声喧哗影响我""他们经常在领导面前告我的状""要不是我很小心，肯定会受他们的欺负和利用"。经了解他所说之事毫无依据，长期以来他对别人都怀有敌意，而且敏感多疑、嫉妒。

♥ 19.2 如何识别人格障碍

19.2.1 什么是人格障碍

人格障碍（Personality Disorders）是一种长期存在的思维和行为方式，导致人际关系出现问题，并可能导致障碍者痛苦或困扰。人格障碍可能反映了人格特质的潜在破坏性组合，例如低和睦或自恋，使障碍者难以在生活中与他人融洽相处。

人格障碍的迹象通常在青春末期或成年早期出现。表现出人格障碍症状的人可能不知道自己患有人格障碍，因为他们认为自己的思维过程、情绪反应和行为是正常的，所以主动向心理医生寻求帮助的可能性也很小。

人格障碍的种类很多，心理学家们通常认为有十种。因为在类别之间有很多重叠之处，根据 DSM-5 的分类标准，常见人格障碍共有十种，可被分为 A、B、C 三个组。

1. A 组

A 组人格障碍的特征是思维方式或行为模式古怪，例如与社会极端脱节，对人、事不信任以及有反常的信念。A 组中有三类人格障碍：

（1）偏执型人格障碍（Paranoid Personality Disorder）。

偏执型人格障碍表现为在生活中各个方面对其他人的不信任。潜在的迹象包括不理性的怀疑、认为一个人正在被他人操纵、他人不值得被信任或言语中暗藏威胁和侮辱。通俗来说，这类障碍者可能会认为自己的亲人被外星人控制。

（2）分裂样人格障碍（Schizoid Personality Disorder）。

分裂样人格障碍是一种脱离社交关系的人格模式，它的主要特征是脱离正常的社会人际交往，情感表达范围受限。这类障碍者既不喜欢与他人产生联结，也不在意他人对自己的看法或评价。

因此，也有人说他们就像是现代社会里的隐士——无欲无求、独来独往。

（3）分裂型人格障碍（Schizotypal Personality Disorder）。

分裂型人格障碍包括对亲密关系的不适感，建立亲密关系有困难以及认知或感知异常。他们与人们建立关系时会感到非常不安。如果必须与他人互动，他们会感觉自己和其他人不同，没有归属感。

分裂型人格障碍者与分裂样人格障碍者不同的是，前者内心渴望建立亲密关系，并为之焦虑；而后者则对与人交往完全没有兴趣。

2. B 组

B 组人格障碍的特征是情绪状态不稳定和行为不稳定，可能涉及对他人的攻击或控制。

（1）反社会型人格障碍（Antisocial Personality Disorder）。

反社会型人格障碍的特点是追求自己想要的，不考虑后果，并且不会感到任何悔恨或内疚。具体可能表现为：反复犯罪活动、打架或撒谎、冲动性行为倾向、不负责任、缺乏计划等。

大多数反社会型人格障碍者也存在药物滥用。

（2）边缘型人格障碍（Borderline Personality Disorder）。

边缘型人格障碍的特征是关系、情绪和行为不稳定，并且对他人可能的拒绝和遗弃会表现出过分敏感。

患有这种疾病的人可能曾经有过一段负面关系，会非常在意他人的想法，在其他人对自己极端正面和负面的观点之间摇摆不定。

（3）表演型人格障碍（Histrionic Personality Disorder）。

表演型人格障碍的特征是过度寻求夸张的情感表达。表演型人格障碍者需要持续成为关注的中心，他们会使用不恰当的诱惑或挑衅方式，非常戏剧性地表现自己。

（4）自恋型人格障碍（Narcissistic Personality Disorder）。

自恋型人格障碍的特点是感觉优越（自大）、需要赞美、缺乏同理心。自恋型人格障碍者经常高估自己的能力，夸大自己的成就，并倾向于低估他人。这是因为这类障碍者通常有自尊方面的问题，他们的异常行为也是为了增强自身的优越感和自尊。

自恋型人格障碍者渴望新奇，容易感到厌倦。因此，他们可能会频繁地换工作和朋友。他们很容易因为不得不等待奖励而感到沮丧，所以他们行为的动机往往是立即获得满足感。

3. C 组

C 组人格障碍的特征是对与他人的关系焦虑或恐惧。

（1）回避型人格障碍（Avoidant Personality Disorder）。

回避型人格障碍的特征是避免涉及拒绝、批评或屈辱风险的社交场合或互动。患有回避型人格障碍的人倾向于躲避与他人（可能包括伴侣）的亲近，并过度担心他人的负面评价。由于低自尊、担心他人等因素，回避型人格障碍者常常会有人际关系方面的问题。

（2）依赖型人格障碍（Dependent Personality Disorder）。

依赖型人格障碍的特点是普遍的、过度的需要被照顾，导致屈从和依附行为。患有依赖型人格障碍的人认为他们不能照顾自己，并且以屈服的方式来试图令其他人照顾自己，这也导致了他们对分离的恐惧。患有这种疾病的人可能会努力以顺从的方式行事，以免损害恋爱关系。

（3）强迫型人格障碍（Obsessive-compulsive Personality Disorder）。

强迫型人格障碍的普遍特点是被有序、完美主义和控制所占据，并会因此无法正常生活和工作。为了维持掌控感，患者专注于规则、细枝末节、程序、时间安排和列表。这种执着影响了他们的灵活性、有效性和对不同思维的开放性。他们僵化而固执地执行活动，坚持以特定的方式完成每一件事。

19.2.2　人格障碍的诊断

人格障碍临床诊断依靠病史、神经系统和精神科检查及对照诊断标准。应特别注意，18 岁以下不诊断人格障碍。人格障碍诊断与普通精神障碍诊断的不同之处在于，要系统了解患者人格功能的所有侧面，即其毕生的行为模式。

1. ICD-11 两种诊断系统

（1）按严重程度区分。

人格障碍的严重程度评判是分类的首要步骤，在明确患者满足人格障碍的一般定义后，评估人格障碍的严重程度。

① 轻度人格障碍：人格问题仅影响人格功能的部分方面，如自助能力存在缺陷，但亲密关系和同情心方面不存在问题。能够保持一些人际关系，并能胜任工作，因而在某些场合中问题并不明显。一般不会对自身或其他人造成重大伤害。

② 中度人格障碍：人格问题影响到人格功能的多个方面，如自我认知、维持亲密关系的能力、同情心等，因而影响到社会角色、职场和私人关系中的表现，经常并持续性地与他人产生冲突。往往伴有对自身或他人的伤害，但未达到长期损害或是危及生命的程度。

③ 重度人格障碍：有广泛而严重的人格问题，影响到近乎全部人格功能。几乎没有朋友，工作能力丧失或是严重受损，无法履行社会功能。通常伴有对自我或他人的严重伤害。

（2）采用维度分类。

ICD-11 纳入 5 种人格特质，可进行补充分类，但并非诊断所必须。

① 强迫型（Anankastia）：其特点是为了确保事情能按照自身独特的理想发展，过度关注自己及他人的行为并对其进行控制和约束。

② 疏远型（Detachment）：其特点是情感和人际的疏离，表现为明显的社会退缩和（或）待人冷漠，很少甚至没有依恋对象，与他们之间的关系也很疏离，不仅回避亲密关系，也排斥亲密的友谊。

③ 社交紊乱型（Disociality）：其特点是不履行社会义务、不遵守约定、不顾及他人的权利和感受。

④ 脱抑制型（Disinhibition）：其特点是在面对内部或环境应激时冲动应对，不考虑行为的长期后果。

⑤ 负性情绪型（Negative Effectivity）：其特点是倾向于表现出泛化的悲伤情绪，包括焦虑、愤怒、自我厌恶、烦躁、脆弱、抑郁，以及其他的负面情绪状态，往往在遭遇相对轻微的压力时就会有类似的情绪流露。

2. DSM-5 两种诊断系统

（1）传统的十型人格障碍诊断（分类法）。

传统的十型人格障碍诊断（见表 19-1）由于诊断标准过于主观、诊疗效果预测鉴别力低、效度低、信度低等原因而广为诟病。

表 19-1　传统的十型人格障碍诊断

类　别	特　征
偏执型	对外界和他人感到警惕和不信任，常恶意曲解他人的动机
分裂样	无法体验到深刻的快乐和痛苦，对社会关系非常冷漠
分裂型	对亲密关系感到不适、认知/感知混乱，行为古怪

续表

类　别	特　征
反社会型	无视和侵犯他人的权利
边缘型	情感不稳定，难以保持清晰的自我认同和身份感，难以维持人际关系，会经历强烈的内在情绪
表演型	最大限度地获得他人的关注和帮助
自恋型	自大，需要崇拜，缺乏共情
回避型	社会抑制、自卑和对外界负面评价非常敏感
依赖型	依靠他人获得照顾，并为此服从他人的意愿
强迫型	谨慎、克制、完美主义

（2）共性问题评估（维度法）。

① 四种功能受损（至少满足两项且中等程度以上）：自我认同、自我指导、共情、亲密关系。

② 五种功能不良表现（至少满足一项）：负面情绪、冷漠、敌对、不受控制或精神错乱。

③ 人格障碍表现固定，不随场合变化。

④ 人格障碍不随时间变化，发生于青少年或成年早期，障碍表现不能被其他精神障碍解释。

♥ 19.3　如何治疗人格障碍

虽然人格障碍带来的症状可能不会完全消失，但研究表明，随着时间的流逝，个人的症状可能会减轻。在某些情况下，精神药物（例如抗抑郁药）也可以用作治疗人格障碍症状的辅助手段。长期以来，心理学家一直建议通过心理动力疗法来治疗人格障碍，并对其进行了修改以契合与人格障碍相关的特定问题（Bateman，2004）。

1. 心智化（Mentalization）

心智化是一种手动动态疗法（Manualised Dynamic Therapy），即在集体和个体治疗的背景下，组织干预措施以提高患者的反思或心智化能力（Mentalising Capacity）。心智化利用来访者的心理状态（例如欲望，感觉和信念）来帮助他们理解自己和他人的行为。它帮助患者认识到意识是可控的，并且意识反映着我们自己和他人的心理状态。由于边缘性人格障碍者缺乏这些意识，心智化治疗能够有效缓解患者的症状。

2. 移情焦点治疗（Transference-focused Psychotherapy）

移情焦点治疗是另一种手动动态疗法，是建立在当代精神分析客体关系理论基础上的一种心理动力学疗法，主要针对边缘型人格障碍，目前也发展出针对神经症性水平来访者的拓展疗法。治疗的总目标是聚焦于身份认同弥散和原始性防御机制的解决和整合。主要是通过识别移情情景中原始成分，让患者逐渐整合，形成正常的身份认同。

3. 社区治疗（Community-based Treatment）

研究表明，先进行短暂的社区治疗，然后进行门诊动态治疗，比长期单一地进行门诊动态治疗有效。此外，一项随机对照试验发现，进行社区治疗六个月后，基于心理动力/人际关系的心理治疗可有效减少自我伤害的复发。

4. 认知疗法（Cognitive Therapy）

针对人格障碍的认知疗法更加着重于改变核心信念，并辅助其他的心理疗法。认知疗法会帮助来访者制定危机干预策略，提供自助和自我监控技能的培训。人格障碍治疗是认知行为的弱项，通常只能用于症状控制，帮助来访者在社会功能上有所恢复，但不能从本质上解决来访者的人格问题。

5. 辩证行为疗法 （Dialectical Behavior Therapy）

辩证行为疗法是行为疗法的一种特殊形式，这种疗法包括培养来访者行为（功能分析）、认知（技能培训）和支持（同理心，创伤的教学管理）方面的技能。该疗法的目的是首先控制自我伤害，然后促进情绪失调的改变，而情绪失调被认为是人格障碍的核心。与常规治疗相比，采用辩证行为疗法治疗可有效减少来访者自杀尝试的次数和严重性，并减少住院的频率和时间。

♥ 19.4 如何帮助人格障碍患者

19.4.1 人格障碍的原因

从生理—心理—社会医学模式角度看，人格障碍往往由以下因素综合形成，其中幼年期家庭心理因素起主要作用。

1. 生物学因素

意大利犯罪心理学家 Rombroso 曾对众多罪犯的家庭进行大样本的调查，发现许多罪犯的亲族患有反社会人格障碍，犯罪的概率远远高于其他人群。亦有学者发现人格障碍的亲族中，患人格障碍的概率显著高于正常人群。因此，人格障碍的遗传因素不能忽略。

2. 心理发育影响

幼儿心理发展过程中受到精神创伤，会对人格的发育产生重大影响，是未来形成人格障碍的主要因素。常见原因如下：

（1）婴幼儿被剥夺母爱或父爱，被遗弃或受继父、母的歧视，父母、亲人溺爱，使其自我中心的思想恶性膨胀，异常地发展至蔑视学校的校规与社会纪律，这为发展成反社会型人格障碍提供了温床。

（2）一个孩子若有迅速消除恐惧反应的自主神经系统的功能，就要具备迅速、强大和良好的习得性抑制能力；反之，若自主神经系统反应迟缓，则习得性抑制能力就发展缓慢。人格障碍和犯罪者的自主神经功能是异常的。有人提出自主神经反应性低下，皮肤电反应缓慢，可作为罪犯和人格障碍的一种易病素质特征。

（3）幼儿与青少年期受虐待导致产生仇恨与敌视社会或人类的心理。

（4）父母或其他抚养者、幼儿园或小学老师教育方法失当或期望过高，过分强迫、训斥易造成精神压力或逆反心理，形成不良人格。

（5）父母本人品行或行为不良，对儿童的人格发育影响极大。

3. 社会环境影响

社会上的不良风气、不合理现象、拜金主义等都会影响青少年的道德价值观，产生对抗、愤怒、压抑、自暴自弃等不良心理而发展至人格障碍。

19.4.2　人格障碍如何自我调整

1. 依赖型人格障碍自助

（1）进行一些体育活动。

进行一些体育活动有助于治疗依赖型人格障碍。督促自己每天多做一点运动，挑战自己身体和精神的极限，这会使你更有力量感，更相信自己有能力掌控自己的生活。

（2）开始独立做事。

在没有他人支持的情况下独立完成一些事情，一步一步来。做决定或独处可能会让你感到焦虑，你可以从较为容易的事情开始做起，然后慢慢过渡到困难的事情。例如，你可以先挑战独自去杂货店购物，再挑战独自去餐馆吃饭。久而久之，这些细小的行动会帮助你变得更加独立，逐渐学会自给自足。

（3）学会相信自己。

你需要慢慢相信自己，在征求别人的意见之前，先倾听自己内心的想法和感受，独立思考一下。无论结果如何，都要相信自己有能力处理好。我们都享受被认可的感觉，但如果有时不被认可，也要学会相信自己。

2. 边缘型人格障碍自助

（1）平息情绪风暴。

尝试简单地体验你的感受，不去管是对还是错。不要在回忆里挣扎，也不要迷茫于未来，专注于现在。正念疗法在这方面是非常有效的，从内心深处培养对情绪的敬意。

① 倾听你的情绪，仿佛它们来自身外。

② 任由它们来来去去，把它们当成波浪。

③ 专注于你的身体感受。

④ 告诉自己，接受现在的感受。

⑤ 提醒自己，你所感受到的并非事实。

刺激你的感官，这是自我安抚最快捷、最简单的方法之一，找出最有效的感觉刺激方式。

① 望：找一些吸引注意力的图像，如天空、云朵、建筑、花朵或想象中的东西。

② 闻：点一盏烛光，闻一闻花香，尝试芳香疗法，喷洒最喜欢的香水。

③ 切：如果你感觉不够，尝试触摸冷水或热水（但不要太烫）。在手上拿一块冰或者尽可能抓住一个东西，如家具的边缘。如果感觉太过，需要冷静下来，尝试洗澡或淋浴。

④ 尝：如果感到空虚麻木，尝试吸吮薄荷或糖果，或慢慢地吃一些具有浓烈味道的东西，如盐和醋。如果想冷静下来，尝试一些舒缓的东西，如热茶。

⑤ 听：如果想平静下来，听舒缓的音乐，或者聆听大自然的声音，如风、鸟、海洋的声音。

减少情绪脆弱性：有压力时，更有可能遇到负面情绪。

① 避免轻易改变药物。

② 饮食营养均衡。

③ 保证充足的睡眠。

④ 定期锻炼。

⑤ 减轻压力。

（2）学会控制冲动并容忍痛苦。

从失控中找回自己。

认识到这些冲动行为是有目的的，是应对烦恼的表现，虽然暂时能得到快感，但代价高昂。从容忍痛苦开始，重新控制你的行为。一旦你无法让自己冷静下来：

① 找到一个安静的地方，坐在一个舒适的位置。

② 专注于身体遇到的一切，感受你坐的东西，感受你脚下的地板，感受你的双手在你的腿上。

③ 集中注意呼吸，缓缓深呼吸，暂停三秒，然后慢慢地呼出，持续做几次。

在紧急情况下，分散注意力。如果冷静尝试不起作用，就去做一些能分散注意力的事情：

① 看一些与感觉相反的电视：如果感到悲伤看喜剧，如果生气或激动看一些轻松的内容。

② 做一些喜欢的事情，让自己忙起来。

③ 投入到工作中。

④ 运动。强烈的运动能释放肾上腺素，使人兴奋；如果感到紧张，尝试放松活动，如瑜伽或散步。

⑤ 找一个朋友。跟你信任的朋友交流倾诉。

（3）提高人际关系技巧。

停止责怪别人，采取措施来改善人际关系和提高社交技能。

① 审视自己的假想：当你认为与你相处的人做出了某些你认为让你不安的事情时，他们的动机可能并不是你想象的那样，你不是心灵读者，不要妄下结论，换位思考，用其他的可能性去考虑别人的动机，或者直接问对方的想法。

② 停止情绪投射：当有消极情绪时，患者可能会抨击别人，或者将别人的反馈当作攻击而冲动行事，出现心跳加快、肌肉紧张、出汗、恶心、头痛等压力迹象，从而进行攻击冲动行为。这时暂停眼前的事情，并慢慢深呼吸，然后问自己三个问题：我对自己感到不安吗？我感到羞耻还是害怕？我担心被遗弃吗？如果答案是肯定的，请休息一下，告诉对方你的感觉，好好思考一会。

③ 对你的角色负责：重要的是要对你在人际关系中所扮演的角色负责。问问自己能为别人做什么，自己的话和行为会让你的爱人感到怎样，你是否能与别人同甘共苦。

▶▶▶ 精神发育迟滞

❤ 20.1 精神发育迟滞的案例

小 U 从小就是一个"与众不同"的孩子，因为他总是比同龄人"慢一拍"。他十多天才会吸母乳，五个月才会翻身，十个月才会坐，一岁多才会爬，快两岁才能走稳，还喜欢踮脚走。快三岁了也只是有需求才会说话，而且词汇量很少，只会说一些叠词，比如妈妈、爸爸、狗狗等。他不会提问，平常跟他说复杂的指令他也听不懂，而且眼睛也经常不和别人对视，眼神总是飘飘忽忽的。一开始的时候小 U 妈妈挺担心的，但是家里人都说没事，还劝妈妈孩子大了自己慢慢也就好了，毕竟孩子还小，所以小 U 妈妈就没有太在意也没有带小 U 去医院看看。可随着小 U 越来越大，这些问题非但没有消失反而越来越严重。在把小 U 送到幼儿园以后，老师就不停地和妈妈反映小 U 总是慢吞吞的，跟他讲话他也不答应，上课的时候也很不听话，好像根本听不懂老师的指令，不仅不会自己吃饭，而且也不和小朋友们一起玩玩具、做游戏。老师还发现小 U 的学习能力和记忆力也特别差，别的小朋友一天能学一首诗，但小 U 几天才能学会一首，而且很快就忘记了。

❤ 20.2 如何识别精神发育迟滞

儿童精神发育迟滞又称智力低下或精神发育迟滞，是指一个人在 18 岁前，因为智力障碍、精神发育迟滞或阻塞导致智力水平比同龄人低，是一种社会适应困难综合征。早发现，早诊断，早治疗，年龄越小治疗效果越好。

根据智力低下的程度（采用智力测评）和社会适应能力的水平，将精神发育迟滞分类如下。

1. 轻度精神发育迟滞

IQ50～70，智力损害较轻，能料理自己的生活，参加学习，但成绩不好。可以做简单的计算，背诵诗词，但却不大懂得其意思，能做简单的事，且工作认真肯干，但缺乏创造性。

2. 中度精神发育迟滞

IQ35～49，能学会讲话，会讲一般日常用物名称，能记住简单的东西，口齿不清，词不达意。有些患儿容易暴怒，情绪不稳，来回奔跑。他们经过教育和训练，具备一般的生活能力，可以参加简单的劳动，但动脑十分困难。

3. 重度精神发育迟滞

IQ20～34，表现与中度相似，但比中度能力低些。患儿不会讲话，发音含糊不清，不懂别人说话的意思，吃饭需人喂，大小便不能自理。严重者不能坐、立和走路。

4. 极重度精神发育迟滞

IQ20以下。较少见，生活完全依靠别人照料。大多数伴有先天畸形，癫痫发作。

❤ 20.3　如何治疗精神发育迟滞

1. 病因治疗

对于某些病因较清楚的代谢、内分泌疾病可针对病因进行治疗。如：

（1）限制含有苯丙氨酸的食物的饮食疗法以治疗苯丙酮尿症，以纠正苯丙氨酸羟化酶的先天缺乏所导致的苯丙氨酸转化障碍。

（2）地方性克汀病及时补碘。

2. 药物治疗

（1）对症治疗：对具有兴奋、冲动或伴有癫痫发作者要采用抗精神病药物或抗痉挛药物治疗。

（2）促大脑代谢治疗：常用药有脑复康、r-氨酪酸、脑活素等药。

3. 教育训练和行为指导

应加强与患儿家长的联系，加强和教师、心理工作者的密切合作。精神发育迟滞的儿童也具有相当大的潜能，而非医学措施便显得更为重要。开始训练越早，效果越好。实施中应遵从不同程度的病人采用不同的方法的原则。轻中度者可进入特殊学校，尽早开始语言、劳动和生活技能教育训练。对重度者以养护为主，重点指导训练基本生活技能。

（1）临床教学法是一种典型的个别化教学训练方法，目的在于按照临床资料，为个别迟滞儿童设计适合其需要的教学方案。采用个别指导、独立学习和小组训练三种形式，通过"训练—测验—训练—测验"交替过程，逐渐提高能力。

（2）主题单元教学法亦称循序渐进法，将各种课程系列地划分为若干小型课程，变为有逻辑顺序的主题学习单元，在各课协同配合下，按主题单元循序渐进地进行教育训练。

（3）任务分析法运用行为分析的技巧，将各训练任务——目标行为，做详细剖析，重点放在达到目标行为的操作方面。

（4）感觉统合训练针对活动过度、注意力难集中的儿童，增强前庭、肌肉关节和皮肤等感觉输入，训练他们综合这些感觉，并同时做出适当的反应。

（5）行为矫正法主要运用鼓励学习原则，矫正迟滞儿童的某些问题行为或特殊功能障碍，效果较好。实施前，首先要明确需矫正的"行为"，然后观察其前因、过程和结果；然后记录"问题行为"，并画出基线；最后选择有效强化物，由浅入深、循序渐进地进行强化训练。

（6）开发右脑增智训练临床观察和研究发现，大多数精神发育迟滞儿童主要障碍是抽象思维能力及对言语性材料反应能力差；而不难接受直观形象的内容。

♥ 20.4 如何帮助精神发育迟滞患者

20.4.1 精神发育迟滞的原因

精神发育迟滞病因复杂，概括起来可分为下列几个方面。

1. 遗传因素

（1）染色体的数目异常：减数分裂时，染色体不分离。

（2）染色体的结构异常。

（3）嵌合体：细胞内有两种以上的核型。

（4）遗传代谢性疾病。

（5）多基因遗传。

2. 母孕期有害因素

（1）感染。

（2）毒性物质和药物。

（3）烟和酒。

（4）物理因素。

（5）妊娠期疾病。

（6）孕妇的年龄。

（7）营养不良。

（8）胎盘功能低下。

（9）免疫功能低下。

3．围生期有害因素

（1）缺氧。

（2）产伤。

（3）胆红素脑病。

（4）胎儿颅缝早闭。

4．出生后有害因素

（1）婴幼儿期感染。

（2）严重的颅脑外伤。

（3）脑缺氧。

（4）营养不良。

（5）内分泌和代谢障碍。

（6）心理社会因素。

此外仍有近半数患者病因不明确。

20.4.2 预防措施

（1）把好优生关。禁止近亲婚配，育龄妇女或有遗传病家族史的夫妇应接受优生咨询和产前诊断，广泛宣传科普知识提高优生意识。

（2）加强孕期保健。注意营养，避免接触有害化学物质，戒烟戒酒，防射线，防病毒感染等。保持愉快的情绪，多听轻松愉快的音乐等。碘缺乏区孕妇注意补碘。

（3）注意围产期保健。防产伤、窒息、感染等。

（4）做好优育、优教工作。合理喂养、加强护理、防意外脑伤害，防感染中毒，注意心理发展和健全人格的培养。尽早对婴幼儿进行语言及智力开发，重视因材施教，培养良好的学习习惯。

（5）注意新生儿筛查。某些先天性代谢障碍，如苯丙酮尿症、甲状腺功能低下可以在产后早期检查出来，给予及时治疗能大大减少精神发育迟滞的发生或减轻智力损伤程度。

（6）做好重危儿童监护工作。对于妊期异常和分娩时难产、早产、窒息、足月小样儿及中枢神经系统损伤的儿童，应进行追踪观察，定期检查，一旦发现问题进行早期干预。

（7）创造良好的环境。给予必需的适宜刺激，包括感官的刺激和情感的交流，否则容易产生轻度的精神发育迟滞。

（8）科学用脑。人脑潜力很大，早期全面开发对成年后的智力有很大影响。要注意左右脑全面开发，只有科学用脑，才能人尽其才全面发展。

20.4.3　家长应该如何做

1. 父母要学习优生优育知识，向有关专家咨询

遗传因素在诱发智力落后中起了重要作用，染色体畸形和有缺陷的隐性基因的配对，对儿童正常的脑发育有害。明智的父母应该了解遗传学知识。目前可以通过各种检查查明父母的染色体是否异常或是否有缺陷，评估其基因是不是劣质的，从而积极控制智力落后儿童的出生。所以青年人在结婚或生育之前，要学习并掌握遗传学知识，从而达到优生优育的目的。

2. 对母亲和孩子要给予充分的照顾

家庭应对孕妇和哺乳期的母亲提供营养合理的饮食，对母亲和婴儿要采取必要的日常健康措施，实行科学的护理，避免在产前、产程和产后给孩子带来创伤。家庭气氛要融洽，丈夫及家人要帮助分担照顾工作，体贴关心最重要。

3. 保持正常的家庭气氛

夫妻必须互敬互爱、互谅互让，凡事都要互相支持和帮助。正常的家庭气氛要求家庭成员之间平等互助，团结一致，以免任何人（包括智力落后儿童）的自尊心受到伤害。

4. 正视现实、早期训练

孩子的智力是否落后，必须经医生、心理学家、教师和家长综合鉴定，不能轻易下结论，以免误诊，使儿童贴上"智力落后"的标签，产生长期的不利影响。若确诊孩子智力落后，父母就必须承认这个现实，并对其进行早期训练。要耐心地同孩子一起做游戏，借助卡片、图片，和孩子一起朗读、记忆。鼓励孩子从事他擅长的活动，以便减轻因学习失败而造成的心理压力，从而培养孩子的自尊心和成功意识。多进行直观教育，拿实物作为教具，这样既能引起智力落后儿童的兴趣，又能增长其知识，循序渐进地开发智力。

5. 把子女视为家庭中平等的一员

家长要掌握智力落后子女的特点，明确智力落后儿童在家中的地位及同其他成员的关系。家庭中要平等地看待智力落后子女，而不应该歧视他，家庭还应该给智力落后子女安排一定的家务劳动，并督促他们完成，以培养他们的劳动态度和劳动习惯，形成对家庭的责任心。家长还应按照一定的规则和社会的需要，培养智力落后子女文明的生活习惯。

6. 保持对智力落后儿童的一致要求

在智力落后儿童的家庭里往往看到这样的情景：有的对孩子宽容，有的对孩子严厉。母亲不准的事情，父亲却允许做，祖母同意的事情，父母又禁止做。这样的教育方法对儿童十分有害。智力落后儿童尽管思维迟钝，但是也能逐步觉察到成人之间的矛盾，并摸清什么时候向谁求助，需要对谁隐瞒自己的缺点和错误。另外，对儿童的要求不一致、不协调，会造成对其神经系统的过分刺激，破坏其精神活动的稳定性，使他们容易疲劳和激动。这些都是在智力落后儿童的家庭教育过程中应该极力避免的。

7. 帮助智力落后儿童过好丰富的生活

家长们不应该因子女智力落后而把他们禁锢在家里，应该充分利用儿童的空闲时间，带他们去公园和动物园游玩，去看电影，看戏，参观博物馆，参加少年宫的活动，串亲访友等。家长应该认识到，把儿童禁锢在家里，剥夺了他们接触社会和自然的机会，是阻碍孩子智力发展的人为障碍。家长应创造条件组织好儿童的空闲时间，使家庭充满有益于儿童发展、有助于纠正儿童智力落后的各种健康活动。

8. 表达问题要明确

由于智力落后儿童思维有障碍，理解问题的能力远低于正常同龄儿童，因此父母在表达和解释问题时，应该做到简明扼要、恰如其分。一次说明一件事情，让孩子有足够的时间理解。当孩子做错事情时，家长应让其明白为什么做错了，怎样做才算对。另外，对于智力落后儿童，要根据他们智力落后的程度，采取不同性质的训练和教育。对于重度智力落后儿童，首先要训练他们发展自我生活技能，采用操作性条件反射的方法进行穿衣训练、排便训练、吃饭行为训练，以及言语与社会交往训练等。例如给智力落后儿童一定的声音刺激，训练他听到声音即去便盆、拉下裤子、坐在便盆上小便，然后拉上裤子。做到了某个动作就及时给予奖励，使之形成独立排泄的行为。对于可教育的、轻度精神发育迟滞儿童，学校应设立辅助班进行特殊教育。

▸▸▸ 抽动征（小儿抽动秽语综合征）

♥ 21.1　抽动征（小儿抽动秽语综合征）的案例

小 V 爸妈发现小 V 有段时间老眨眼，刚开始以为是看多了电视引起的，就让小 V 少看电视、少玩电脑、少打游戏。过了一阵子，小 V 眨眼睛的问题没有任何改善，爸妈带着小 V 去儿童医院看眼科，医生说眼睛没问题，再观察一下。后来，小 V 开始频繁地出现眨眼睛、吸鼻子、清嗓子等症状，还偶尔双手蜷握抬起来，往两边用力掰，同时翻白眼、咧嘴，大概持续两三秒，一天两三次。后来次数越来越多，有时候 10 分钟之内能抽个五六次。再后来，一天至少抽三四十次。小 V 爸妈又带小 V 去医院检查，医生做了一大堆检查，开了特别多的检查单，验血、验尿，查微量元素，还做了脑电图 B 超，结果都正常。最后医生说小 V 是抽动征。

♥ 21.2　如何识别抽动征

抽动征是儿童神经科的常见病。抽动征严格说来不是一种躯体疾病，但是往往给孩子和家长带来不小的心理负担，由此可能进一步引起孩子的心理问题、学习问题和交往障碍。抽动征是由于大脑功能障碍造成的，以发声性抽动或躯体运动性抽动为临床表现的一类疾病。抽动通常反复发作，发作时症状快速出现、快速消失，具有刻板性，即反复出现相同表现的抽动。发作时患者的意识是清醒的，但不能控制抽动的出现或停止。

抽动征的主要症状是运动性抽动或发声性抽动。运动性抽动常见的表现有眨眼睛、耸鼻子、歪嘴巴、噘嘴、张口、摇头、点头、转头、耸肩等，甚至肢体或躯干的扭动等。发声性抽动表现为鼻腔或口腔内发出声音，如吸鼻声、清嗓子、咳嗽声、咕噜声、鸟叫声等，甚至出现类似"脏话"的发声。

很多家长关心抽动征能否完全治好。抽动征一般预后良好，大多数孩子随年龄增长病情会向好的方向发展。结局大致分为三个：三分之一的抽动征孩子在成年期抽动症状缓解，三分之一在成年期抽动症状减轻，三分之一抽动症状持续至成年或终生。即使不缓解，抽动征并不影响寿命和智力。单纯抽动征的孩子是能够胜任所从事的任何工作的。

♥ 21.3 如何治疗抽动征

抽动征治疗分为药物治疗和非药物治疗两部分。药物治疗是目前主要的治疗方法。常用的药物有：泰必利、舒必利、可乐定、氟哌啶醇、阿立哌唑等。相比氟哌啶醇，泰必利较少出现斜颈、肌肉震颤等锥体外系副作用。可乐定的副作用也相对较小，常见的副作用有镇静、头昏、头痛、乏力、口干等。阿立哌唑的副作用有恶心、呕吐、头痛、失眠、激惹和焦虑等。

心理行为治疗也是抽动征治疗的重要手段。通过让孩子和家长了解和正确认识抽动征，消除病耻感，调整心理状态，不要过分关注抽动症状，合理安排孩子的日常生活，鼓励正常交往和正常学习。另外，行为疗法治疗抽动征也是有效的。

♥ 21.4 如何帮助抽动征患者

21.4.1 抽动征的原因

抽动征的病因和发病机制至今尚未完全研究清楚，可能是遗传因素、躯体疾病、家庭因素、心理因素等相关因素在发育过程中相互作用的结果。其中需要关注的是儿童在家庭、学校以及社会中遇到的各种心理因素。

（1）常见的心理因素：受惊吓，情感激动，儿童学习负担过重，长期焦虑不安，看惊险电视、小说及刺激的动画片，生活中经历不愉快的事件等。

（2）家庭因素：父母关系紧张，父母离异，训斥或打骂孩子，家长对小孩管教过严，不良家庭环境等。

（3）躯体疾病：呼吸道感染、扁桃体炎、鼻炎、咽炎、眼睛结膜炎、沙眼等局部刺激，特别是链球菌感染可能导致严重抽动的免疫性神经精神障碍。

（4）行为模仿：还有些孩子对别人眨眼、抽鼻子、清嗓子等行为感兴趣，反复模仿而逐渐行为固定。

（5）遗传因素：家庭中如有抽动征患者，则发生概率要比没有患者的概率高。

21.4.2 如何预防

1. 为孩子创造良好的家庭环境

首先要给孩子创造一个良好的生活环境，要让孩子在良好的环境下生长，不要给孩子太大的压力。饮食上要注意营养的合理均衡，生活中要纠正孩子的一些不良习惯，保证充足的睡眠，增强孩子身体素质，有效预防疾病的发生。

2. 做好婚前检查

为了避免抽动征，要提前做好预防，首先要避免近亲结婚，结婚时要选择合适的对象，若结婚对象患有癫痫或者有癫痫史，会增加孩子患多动症和抽动征的风险。

3. 做好产前预防

为了避免孩子出现产伤造成脑损伤，建议生孩子的时候尽量采取自然分娩的方式。孕妇在怀孕期间要调整好自己的心态，保持愉快的心情，不要乱用药物，做好预防疾病的措施。

4. 少让孩子吃加工类的食物

避免让孩子接触油漆类的玩具和刺激性的游戏，尽量远离各种化学物质，并且远离电磁辐射，这些都有可能会导致多动症和抽动征。尽量做好孩子大脑的保护工作，生活中尽量减少脑外伤的发生。

21.4.3　家长应该如何做

建议为抽动征的孩子安排规律、劳逸结合的生活，保证足够的营养摄入，避免熬夜，避免劳累和情绪波动。避免食用咖啡、茶以及含有色素、添加剂、甜味剂的食品，因为这些物质可能诱发或加重抽动。家长们可以尝试用以下方式应对养育过程中出现的不同问题：

1. 针对焦虑

父母需要关照自身的焦虑情绪，学会在较长的时间内接纳抽动或秽语问题的存在，以降低自己的焦虑，从而减轻自身和孩子的压力。

2. 针对抽动的症状

父母要学会忽视，以避免对孩子的抽动症状进行强化，否则可能会使儿童的抽动症状长久而持续地留存下来。

3. 针对儿童表现出的秽语症状

父母不应一味地反复制止，这可能会压抑儿童需要表达出来的攻击性，可能会让儿童认为父母在挑自己的毛病是因为自己不够好。

家长或许可以尝试肯定孩子表达攻击的合理性，采用其他被社会文化所允许的攻击性语言去帮助孩子进行描述和表达，从而使其学会除了秽语以外的替代性的表达攻击的方式。

4. 针对刺激源

父母要尝试找到症状与环境刺激之间的关系，尽量减少可预见的刺激源，帮助孩子共同面对其问题和需要。

5. 针对拖延

父母在一定范围内要正视孩子当前的状况。例如学习或拖延问题，家长并非一定要急于让孩子追上同龄人，可以在一定时间内尝试和老师沟通减少学习或作业强度，先帮助孩子调整好情绪状态，为孩子拥有健康的身心打下良好的基础。

6. 做好家校沟通

提前与老师做好沟通是非常重要的，让老师也充分了解和正确认识抽动征，不去过分关注抽动症状，让孩子放松有助于缓解症状。老师的理解和鼓励有利于孩子融入正常的学校生活。

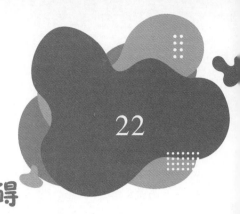

22

▶▶▶ 注意力缺陷多动障碍

💙 22.1 注意力缺陷多动障碍的案例

从上幼儿园起，老师就发现小 W 安静不下来。他经常这摸一下，那动一下，耸鼻子，摸屁股，难以集中注意力，总有不好的小习惯。上课做小动作，玩弄手指和学习用具，课堂上爱和小朋友讲话，老师多次提醒也无效果。需要家长陪伴才能完成作业，经常写一会儿，玩一会儿，题目看错或写错，学习用品也经常丢失。小学后上述症状加重，坐不住和注意力不集中加重，每节课只能集中五分钟，不断吐口水，擦鼻涕，在桌椅上刻字，影响其他同学，爱骂脏话，与同学相处不好，爱发脾气，学习困难，成绩中下。与同学争执时会掐同学脖子，开玩笑时往同学身上泼油汤，多次被请家长，但他对这些事都毫无后悔认错的态度，表现出无所谓、事不关己的样子。

💙 22.2 如何识别注意力缺陷多动障碍

22.2.1 什么是注意力缺陷多动障碍

注意力缺陷多动障碍（Attention Deficit Hyperactivity Disorder，ADHD）是一种常见的慢性神经发育障碍，起病于童年期，影响可延续至成年，其主要特征是与发育水平不相称的注意缺陷和（或）多动冲动。早期识别、诊断和规范治疗对 ADHD 的预后有重要作用。

注意力缺陷多动障碍有如下临床表现。

1. 注意障碍

注意障碍为本病最突出的症状。ADHD 注意障碍的特点是主动的随意注意障碍，在注意的集中性、稳定性和选择性等方面异常；而被动的不随意注意相对增强，对完成工作任务有不良影响的无关刺激缺乏抗干扰能力。表现为：

（1）不注意细节，在作业或活动时粗心大意。

（2）不能较长时间地集中注意力，不能按时完成作业。

（3）由于存在注意障碍，患儿对成人的话可表现出仿佛没听见似的，不能按指令完成任务。

（4）平时容易丢三落四，不是丢掉玩具就是丢掉学习用具，在日常生活中表现为易忘事，容易被外界的刺激分散注意力，常常频繁地从一种活动转向另一种活动。

2. 活动过多

多动是 ADHD 的另一主要症状。患儿表现为不安宁，经常在座位上扭来扭去，手或脚的小动作明显增多，常不顾课堂纪律离开座位，在不适宜的场合到处乱跑或过度攀爬，难以从事安静的活动或游戏。这些孩子看起来总是在不停地动，仿佛精力特别旺盛，也可表现为多嘴多舌，好喧闹。随着年龄的增长，肢体的大运动逐渐减少，青少年的多动主要表现为细小动作的增多，而成人则主要表现为一种不安、烦躁的自我感觉。

3. 情绪不稳，冲动任性

患儿表现为自我控制能力差，行为和情绪都具有冲动性，情绪不稳，易过度兴奋，或易于受挫折，要求必须立即满足，显得很任性，否则就哭闹，发脾气。在采取行动前缺乏思考、不顾及后果、凭一时兴趣行事，常造成不良后果。对挫折的耐受能力低，受挫折后易导致反抗和攻击性行为。经常轻率地打断他人的谈话或闯入别人正在进行的活动或游戏。

4. 学习困难

多动症儿童的智力水平大都正常或接近正常，但由于注意缺陷和多动，影响儿童在课堂上的学习效果和完成作业的质量，常不能获得所学的知识，因此表现为学习成绩差，成绩波动大。随着功课难度的增加，学习成绩越来越差，老师对这些儿童的评价往往是"聪明、有学习能力，但不用心，难管理"。

当家长或者老师观察到孩子上述临床症状表现比较明显时，应该及时带孩子到专业的医疗机构进行评估和诊断，经过专业精神科医生或者心理医生诊断评估确诊以后，要根据医生的治疗建议积极进行治疗。

22.2.2 注意力缺陷多动障碍的诊断

ADHD 的临床评估由儿科医师和儿童保健医师用以下临床评估工具进行识别和诊断。

1. ADHD 诊断量表父母版

内容涉及注意力缺陷、多动—冲动核心症状共 18 个条目，用于 ADHD 症状评定。

2．Vanderbilt 父母及教师评定量表

内容涉及注意力缺陷、多动—冲动、对立违抗障碍、品行障碍、焦虑或抑郁、抽动障碍、学习问题、人际关系 8 方面，用于 ADHD 症状、共患病及功能损害评定。

3．Swanson，Nolan and Pelham 父母及教师评定量表

内容涉及注意力缺陷、多动—冲动、对立违抗障碍、品行障碍、焦虑或抑郁、学习问题 6 方面，用于 ADHD 症状、共患病及功能损害评定。

4．Conners 量表

分为父母量表、教师量表及简明症状量表，内容涉及注意力缺陷、多动—冲动、品行问题、学习问题、躯体问题、焦虑问题等方面，用于 ADHD 症状、共患病及功能损害评定。

5．困难儿童问卷调查

内容涉及清晨或上学前、学校、放学后、晚上、夜晚、总体行为 6 方面，用于 ADHD 社会功能评定。

此外，初诊除据情况选择症状、共患病、功能损害评定工具进行评估以外，还应进行认知能力评估。

❤ 22.3　如何治疗注意力缺陷多动障碍

22.3.1　注意力缺陷多动障碍不同年龄段的治疗建议

对不同年龄的 ADHD 儿童或青少年患者，治疗方法建议有所差别，具体建议如下。

1．学龄前儿童（4～5 岁）

对于学龄前 ADHD 患儿，初级保健医师应将患儿父母和/或教师管理下的行为矫正作为首选一线治疗方法（证据等级 A/强烈推荐）。

若以上行为干预未取得明显效果，且患儿持续存在中度至重度日常功能障碍，可考虑予哌甲酯口服。此时，临床医师必须权衡 6 岁前用药的风险与延迟治疗带来的危害（证据等级 B/强烈推荐）。

2．学龄期儿童（6～11 岁）

对于学龄期 ADHD 患儿，初级保健医师可开具可用于 ADHD 治疗的药物，并联合患儿父母和/或教师管理下的行为矫正。

教育干预和个性化教育支持，包括学校环境、教室配置、教学配置和行为支持都应属于治疗方案的一部分，通常也包括个性化教育方案（IEP）或康复计划（证据等级 A/强烈推荐）。

3. 青少年（12～17 岁）

对于青少年 ADHD 患者，初级保健医师应在取得患者本人同意后，给予可用于 ADHD 治疗的药物（证据等级 A/强烈推荐）。

如果条件允许，也推荐对青少年 ADHD 患者应用基于证据的训练干预和/或行为干预治疗。教育干预和个性化教育支持，包括学校环境、教育教学配置和行为支持都应属于治疗方案的一部分，通常也包括个性化教育方案（IEP）或康复计划（证据等级 A/强烈推荐）。

22.3.2 注意力缺陷多动障碍的治疗方法

ADHD 的治疗目标是缓解核心症状，最大限度改善功能损害，提高生活、学习和社交能力。4～6 岁 ADHD 患儿首选非药物治疗。6 岁以后采用药物治疗和非药物治疗相结合的综合治疗，以帮助患儿以较低用药剂量达到最佳疗效，尚无充足证据支持诊断或治疗 4 岁以下儿童 ADHD。若 4 岁以下儿童存在 ADHD 症状且合并实质性损害，建议其父母接受父母行为管理培训（Parent Training in Behavior Management，PTBM）。ADHD 的治疗方案如下。

1. 非药物治疗

非药物治疗包括心理教育、心理行为治疗、家长培训和教师培训，并围绕这些方面开展医学心理学治疗和学校干预。

（1）心理教育。

心理教育指对家长和教师进行有关 ADHD 的知识教育，是治疗的前提。在学校和医院之间建立包含儿童必要信息、简单的行为和治疗观察表格等内容的学校报告卡，以帮助医生随访及评估患儿疗效及相关问题、及时调整治疗方案，积极推行"医教结合"的联动及监测模式，推动教师及相关工作人员共同监测高危儿童、早期识别及转介 ADHD 患儿并参与治疗及疗效监测。

（2）心理行为治疗。

心理行为治疗指运用行为学技术和心理学原理帮助患儿逐步达到目标行为，是干预学龄前儿童 ADHD 的首选方法。常用的行为学技术包括正性强化法、暂时隔离法、消退法、示范法。治疗方法主要为行为治疗、认知行为治疗、应用行为分析、社会生活技能训练。

① 行为治疗是指有步骤地应用行为矫正和塑造技术针对问题行为进行干预的方式，如合理强化、消退和惩罚等。

② 认知行为治疗是结合认知策略和行为学技术的结构化治疗方法。通过矫正认知缺陷，同时采用行为管理技术，改善情绪和行为问题，建立新的认知行为模式，如执行功能训练及情绪调控认知行为治疗。

③ 社会生活技能训练是针对不良的生活技能和交往技能的训练，如同伴交往训练等。

其他方法需更多研究及循证医学证据进一步支持，如脑电生物反馈、感觉统合训练等。

（3）家长培训和教师培训。

家长培训和教师培训使家长和教师深入了解 ADHD 病因、症状等知识，纠正错误观念，并传授 ADHD 患儿管理技巧等。

① 家长培训包括一般性培训（如 PTBM）和系统性培训。PTBM 是对学龄前 ADHD 患儿以及尚未确诊的 ADHD 样行为儿童推荐的主要干预措施，可在明确诊断前即开始实施。PTBM 有助于父母学习对儿童适龄的发展期望、加强亲子关系的行为以及针对问题行为的具体管理技能。系统性培训为更深入的 ADHD 结构化培训，是治疗 ADHD 中的一个重要方面。核心内容是帮助家长理解 ADHD 并适应孩子行为，学习应对问题行为的方法和技巧以及在家庭之外管理 ADHD 患儿。

② 教师培训包括针对普通老师讲授儿童心理健康知识（含 ADHD 知识），针对学校心理老师培训并使之对有问题的学生能及时进行筛查、干预、转介、管理。教师培训有助于保证学校与家庭的沟通畅通以及保证患儿能够被及时转介到医院诊断、治疗。

2. 药物治疗

ADHD 治疗药物以中枢兴奋剂和非中枢兴奋剂为主，注意逐步增加剂量以达到最佳剂量。此外根据病情还可选择抗抑郁剂、抗精神病药等作为辅助治疗。治疗期间除随访疗效以外，还需随访药物不良反应、定期监测体格生长指标、心率、血压等。6 岁以下儿童原则上不推荐药物治疗，仅在症状造成多方面显著不良的影响时才建议谨慎选择药物治疗。

（1）中枢兴奋剂常用的有哌甲酯和安非他明。我国目前仅有哌甲酯类制剂，为一线治疗药物。

（2）非中枢兴奋剂包括选择性去甲肾上腺素再摄取抑制剂和 α2 肾上腺素能受体激动剂两大类。选择性去甲肾上腺素再摄取抑制剂如盐酸托莫西汀，也为一线治疗药物。α2 肾上腺素能受体激动剂包括可乐定、胍法辛等。

症状和功能完全缓解 1 年以上，可在慎重评估症状、共患病和功能各方面表现后谨慎尝试停药，且停药期间定期随访检测病情变化。

用药前应评估患儿的用药史、药物禁忌、基线年龄的身高及体重、心血管情况。若药物治疗可能影响 QT 间期，还需进行心电图检查。

此外，有先天性心脏病史或心脏手术史、一级亲属 40 岁以下猝死家族史、劳累时异于同龄儿的呼吸急促或晕厥、心悸、心律失常以及有心源性胸痛病史的患儿，用药前应参考心脏专科的意见。

♥ 22.4 如何帮助注意力缺陷多动障碍患者

22.4.1 注意力缺陷多动障碍的原因

目前 ADHD 的病因仍在不断探索中，可能与以下 5 种因素相关。

1. 遗传

临床研究表明，ADHD 患儿多数有家族病史，且家庭男性成员多有酗酒、反社会人格等倾向，家庭女性成员则多发癔症。另外，双生子家庭的 ADHD 发病率较高，单卵双生子同病率在 55% 左右，双卵双生子的同病率达 33%。但 ADHD 具体的遗传方式尚不明确，可能为基因多阈值遗传。

2. 神经系统解剖学因素

各领域的研究普遍认为 ADHD 患儿存在脑功能的损害，且损害部位主要集中于额叶、扣带回、纹状体及相关的基底节结构和神经网络。

3. 神经递质因素

神经生化和精神药理学研究发现，ADHD 患儿大脑内神经化学递质失衡。

4. 免疫因素

免疫系统可能在 ADHD 的发病过程中发挥重要作用，细胞免疫通过介导神经细胞损伤过程影响疾病的发生。

5. 家庭因素

家庭成员较低的文化水平、短缺的教育投资、不良的教养方式、不和谐的家庭氛围常常导致 ADHD 儿童长期处于警觉状态，继而出现异常的心理行为问题。

22.4.2 如何预防注意力缺陷多动障碍

（1）注意防止小儿脑外伤、中毒及中枢神经系统感染。

（2）避免孩子接触污染物和毒素，包括二手烟和含铅油漆。

（3）在孩子成长过程中，创造和谐而温馨的家庭生活环境，让孩子在轻松愉快的心情中度过童年。不要经常打骂、批评孩子。

（4）注意合理营养，使孩子养成良好的饮食习惯，不偏食、不挑食，保证充足的睡眠，加强体育锻炼，增强体质。

22.4.3 家长应该如何做

ADHD 的患儿常常有执行能力上的缺陷，他们不能提前计划、思考，他们的组织能力、控制冲动的能力较弱，常常不能完成特定的任务。这意味着你需要替你的孩子管理生活，适当地对其进行指导，帮助他们逐渐培养自己的执行能力。

ADHD 的症状很容易让人烦恼生气。但要记得，孩子可能会忽视你、让你不耐烦、让你为难，但他们不是有意这样做的。他们想安静地坐着，也想让他们的房间保持整洁有序，他们想要做到每一件父母告诉他们要做的事，但他们不知道应该如何做到。

时刻记住，ADHD 困扰的不只是你，它对孩子的影响同样不可忽视，这样想会帮助你更积极地应对各种问题。保持耐心，给孩子多一些同情和支持。

ADHD 患儿有这样一个特点，当他们面对的任务有固定的模式，而且在固定的空间时，他们更容易将其完成。而你的任务是在家中创造和维持这样一种常态，好帮助你的孩子了解他们的目标以及他们应该做到的事。

（1）遵循常规。设置一个做事的固定时间和固定地点，这对你的孩子很有帮助，这可以帮助他们理解和达到要求。在他们吃饭之前，玩耍、睡觉前，带着仪式感让孩子定时定点地做这些事。

（2）在晚上睡觉的时候，让你的孩子提前准备好第二天早上要穿的衣服，把需要带去学校的东西都放在一个固定、好找的地方。

（3）运用闹钟和计时器。你可以在你的房间里放很多闹钟，然后在你孩子的房间里放一个比较大的闹钟。给孩子要做的事预留足够的时间，用计时器记录你的孩子做作业的时间，或是他睡前玩耍的时间。

（4）简化孩子的时间表。如果给有多动症的孩子安排太多的课余活动，他们可能会变得更兴奋。根据孩子的能力水平和需求，合理安排他们在家的活动。

（5）创造一个安静的场所。确保你的孩子有一个自己的安静、私密的场所，这个地方可以是走廊，也可以是卧室。

（6）尽你最大的努力保持整洁。把你的家整理得整洁一些，让你的孩子知道物品放的地方，做到以身作则。

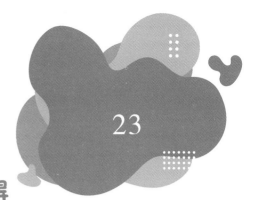

23

▶▶▶ 孤独症谱系障碍

♥ 23.1　孤独症谱系障碍的案例

妈妈说小 X 从小就是个难带的孩子，月子里就是各种不睡不吃，各种闹，半岁的时候，家人逗弄他时他也不笑，眼睛不爱看人。除了哭闹，其他时候小 X 很安静，很少咿呀发声，但是小 X 也像正常孩子一样渐渐长大。家人发现他的不同是他上幼儿园后，小 X 不听指令，不懂规则，情绪不稳定，不会自我控制，不跟同伴、老师交流，也不会跟其他小朋友玩。他很固执，总是要穿同一件衣服，喜欢反复开关门，玩具总是重复同一个玩法。很挑食，就吃那几样东西，出小区、逛超市都只走同一条线路，带他走其他路就大哭大闹。

♥ 23.2　如何识别孤独症谱系障碍

23.2.1　什么是孤独症谱系障碍

孤独症谱系障碍（Autistic Spectrum Disorder，ASD）也被称为自闭症，是一类以社会交流和社会互动缺陷，及兴趣狭窄、刻板行为为主要特征的神经发育障碍性疾病。ASD儿童大多数起病于婴幼儿时期，部分儿童则是会正常发育至 1~2 岁后退行性起病，自闭症儿童的常见基本表现如下。

（1）语言发育障碍。

自闭症儿童语言发育迟缓比较常见，有的即使能够运用语句，更多的是咿咿呀呀地表达意向。也有的大龄自闭症儿童则表现出相反的症状：话多而重复。

（2）主动社交障碍，或者社交能力很弱。

正常儿童看到同龄小朋友眼神会放光，在与小朋友的游戏中，会很快理解并执行游戏规则。但自闭症儿童对同龄小朋友熟视无睹，无法参与到同龄小朋友的游戏中，反应较慢，也不能理解和灵活执行游戏规则。

（3）没有眼神对视。自闭症儿童逃避、拒绝与他人的眼神对视。

（4）刻板行为。行为刻板、执着，对新环境或者陌生环境难适应，走路喜欢走相同的路线。

（5）理解能力、推理能力弱，反应慢，不灵活。

自闭症儿童可以执行简单的指令，比如穿衣服、吃饭等，但推理、演绎能力弱，与他人对话反应慢；活动的时候，身体僵硬，灵活性差。

（6）自闭症儿童还有一些其他表现特征：

① 不应名，叫他名字他充耳不闻，也不会主动称呼爸爸妈妈等。

② 不会玩玩具，没有创意，喜欢单一的游戏，比如车轮子、电风扇、井盖等。

③ 性格倔强、经常发脾气，有的孩子抗拒爸爸妈妈的拥抱。

④ 有的孩子抗拒身体被触摸。

⑤ 没有安全意识，不会观察周围环境的变化与他自身的安全关系。

⑥ 缺乏理性思维，很难沟通。

23.2.2　孤独症谱系障碍的诊断

判断宝宝是否患有孤独症谱系障碍需要专业医师进行，但是有以下行为的宝贝需要注意，及时就医有利于疾病的诊断及治疗。

1. 目光对视

很多家长来医院都会反映，"医生，我的孩子跟他说什么都没反应，也不看人"，这就是自闭症的一大特征：目光交流少或几乎没有。

2. 指物

正常发育的小朋友表示需要的时候，会用食指指物示意，但自闭症的小朋友表示需要的时候会拉着大人的手到跟前，且不满足时会哭闹不止，出现自伤行为。

3. 语言

很多家长有一个误区，他们会认为孩子只是内向，不爱说话。自闭症儿童区别于内向的孩子的主要表现为语言发育迟缓，而大多数内向的孩子语言发育是正常的。

4. 行为

自闭症的孩子有一些重复刻板行为，例如转圈、不停开灯关灯、不断重复某一个动作、必须按照特定的方式排列物品等。

♥ 23.3 如何治疗孤独症谱系障碍

23.3.1 孤独症谱系障碍的治疗原则

1. 早诊断、早干预

孤独症谱系障碍是严重影响患者社会功能的慢性疾病，因此，早诊断、早干预对改善患者预后具有非常重要的意义。通常来说，患儿 2 岁前可在专业人员指导下进行家庭干预；2 岁后可进行医院、专业机构、家庭共同参与的综合系统干预。

2. 选用科学有效的治疗方法进行干预

目前，有多种治疗方法被用于孤独症谱系障碍的治疗，但许多治疗方法尚缺乏良好的循证医学证据或已被后续研究所否定。因此，应充分了解各种治疗方法的研究现状，选择具有良好循证医学证据的治疗方法进行干预。

3. 采用综合治疗的方法进行干预

孤独症谱系障碍患儿不仅存在发育落后的问题，也存在情绪行为的异常，并可能共患其他精神疾病。因此，应根据患儿的具体情况，运用多种治疗方法，如教育训练、行为治疗、药物治疗等对患儿进行综合系统干预。

4. 坚持长期治疗

孤独症谱系障碍为慢性甚至持续终身的疾病，因此，应坚持长期的治疗干预，从而促进患者各方面能力的发展，提高其社会功能，减轻家庭负担，提高患者及其家庭的生活质量。

23.3.2 孤独症谱系障碍的治疗方法

1. 教育康复

教育康复是孤独症谱系障碍最主要的治疗干预方法。比较有循证依据的是以功能为取向的教育康复技术方法。教育康复要基于患者发展水平的评估，目前常用并可为后续干预计划提供支持的评估手段包括心理教育量表（PEP）和言语行为里程碑评估（VB-MAPP）。较常用的干预方法包括发展理念下的教育干预技术（如地板时光、关系发展介入、丹佛模式以及早期介入丹佛模式、结构化教学、图片交流系统等）和以应用行为分析（ABA）为基础的行为教学技术。后者是当前循证依据最为充分的可以有效改善孤独症谱系障碍患儿社会适应和生活能力的方法。该方法基于强化等行为原理，利用辅助等教学技术，从无到有、从少到多地增加患儿适应性的学习和生活技能。常用的行为教学技术包括回合试验教学（DTT）、串联行为教学以及自然情境教学等。

2. 问题行为管理与矫正

孤独症谱系障碍患儿容易出现影响自身和他人的各种挑战性问题行为，如自伤、攻击和破坏性行为等。对于这些问题行为，首先应进行行为功能评估，在了解问题行为的发生背景、功能及其强化因素后，采用相应的行为矫正方法和预防策略，从多到少、从少到无地减少干扰患儿学习和生活的问题行为。

3. 药物治疗

孤独症谱系障碍以教育康复为主，药物治疗不是首选，但在患儿存在较严重的情绪不稳、自伤、攻击和破坏性行为，而行为矫正方法无效或者不可获得的情况下，或共患其他精神障碍时，可以采用药物治疗。在使用药物时，应遵从以下原则：

（1）权衡利弊，根据患者的年龄、症状、躯体情况合理选择治疗药物。一般情况下，学龄前儿童不建议使用精神科药物。

（2）做好知情同意。

（3）低剂量起始，根据疗效和药物不良反应逐渐增加药物剂量；达到理想疗效后，可连续服用 6 个月，然后逐渐减量，并视情决定是否停药。如停药症状反复，则需继续服药。

（4）密切监测并及时处理药物的不良反应。

（5）同时进行其他形式的治疗干预，如教育训练、行为治疗等。

各类精神科药物在孤独症谱系障碍患者中均有应用，包括抗精神病药、抗抑郁药、情绪稳定剂、抗焦虑药、治疗注意缺陷多动障碍的药物。利培酮、阿立哌唑已被美国 FDA 批准用于治疗 5～16 岁及 6～17 岁孤独症儿童的易激惹行为。

23.4 如何帮助孤独症谱系障碍患者

23.4.1 孤独症谱系障碍的原因

孤独症谱系障碍并不是由于父母的养育态度所造成，它的成因目前医学上并无定论，以下是可能造成孤独症的因素。

（1）遗传因素。

（2）怀孕期间的病毒感染。

（3）新陈代谢疾病：如苯丙酮尿症等先天的新陈代谢障碍，造成脑细胞的功能失调和障碍，会影响脑神经信息传递的功能，从而造成孤独症。

（4）脑部异常：包括怀孕期间窘迫性流产等因素而造成大脑发育不全，生产过程中早产、难产、新生儿脑损伤，以及婴儿期因感染脑炎、脑膜炎等疾病造成脑部伤害等因素，都可能增加孤独症患病率。

23.4.2 家长应该如何做

1. 正确理解孤独症谱系障碍儿童的特征

对症才能下好药。家长要自发地多多掌握正确的孤独症谱系障碍知识，因为家长是长期陪伴在孩子身边的人，掌握的正确知识越多，越容易正确解读孩子的行为，越能理解孩子产生不当行为背后的原因，消除了错误认识，才可以给予孩子更多有效的支持。

另外，还要积极给孩子营造一个有利于康复，并能使孩子感兴趣的环境，减少外界对孩子的刺激，减少孩子的焦虑和不安，让孩子有控制感和安全感。

2. 给孩子提供沟通的通道

关于孤独症谱系障碍人士的沟通问题，学术界做了很多科学研究。明确了孤独症谱系障碍人士的语言问题不是口肌的问题，不是会不会说话的问题，不是说话清晰度的问题，而是不能使用口语或非口语的方式与人进行有效沟通的问题。

孤独症谱系障碍儿童当中有很多孩子能唱儿歌、喋喋不休地背诵诗词和广告语等，但是他们根据自己的需求自发地向他人提要求、回应他人的问话、进行简单对话的能力没有或者不足。

所以，在家庭生活中，家长要有意识地利用孩子的需求（特别是生理需求）引发孩子的沟通动机，诱发孩子使用正确的沟通方式（包括口语和非口语）表达需要、拒绝、信息反馈。

如果孩子有使用口语与人沟通的能力，那么我们就在生活中教会孩子使用口语与人进行有效的沟通。如果孩子目前还不具备使用口语与人沟通的能力，那么我们就根据孩子的能力水平及其特点，教授其学会使用身体语言、图片交换交流系统（Picture Exchange Communication System，PECS）、文字沟通、电子沟通设备等方式与人进行有效的沟通。

3. 为孩子创造有利于其发展的环境

因为孤独症谱系障碍产生的真正原因还不明朗，所以一般的医疗手段还无法解决患儿的问题，但是我们可以通过合理正确的训练和特殊教育来改善他们的症状。家长要从孩子的特点出发，用心创造一个有利于孩子发展的环境。这样的环境可以让孩子安心，在这样的环境中，对孩子加以引导，可以帮助孩子渐渐向社会靠拢。

合适的教育就是最好的教育，家长要多多跟专家学习家庭干预技巧，反复练习，活学活用！

24

▶▶▶ 对立违抗障碍

♥ 24.1 对立违抗障碍的案例

你说东，小 Y 偏偏要往西；他藐视权威，破坏规则，故意跟家长和老师对着干；或者你说什么，他就表现出一副非常冷淡的态度，被动地不认同你的话。小 Y 经常和父母顶嘴说"学校发生的事，为什么要放到家里说？""这些字，我都认识。为什么要读要背要默写？""学校为什么要有××课？这些课都应该取消。""你为什么说洗澡？洗澡两个字不能说，只能说冲凉。"小 Y 在学校经常不认真听课、顶撞老师、和同学发生冲突、不写作业！父母稍微管一下小 Y，小 Y 就对父母大喊大叫。

♥ 24.2 如何识别对立违抗障碍

24.2.1 什么是对立违抗障碍

对立违抗障碍（Oppositional Defiant Disorder，ODD）是儿童青少年常见的行为障碍之一。在美国精神医学学会颁布的诊断标准中，它的主要特点为对权威人士的抗拒、挑衅、敌对、公然违抗等行为，且这些行为至少持续 6 个月，但没有显著的反社会行为。其中，仅在一个场合下的违抗为轻度，如果出现在两个不同的场合则为中度，而如果症状出现在至少三种不同场合时则为重度。

对立违抗障碍的许多症状在孩子学龄前便已有所体现，发病的高峰年龄为 8～12 岁，且这一年龄段的男孩患病率高于女孩。患有对立违抗障碍的儿童也有很大可能患有注意力缺陷多动障碍（ADHD）、心境障碍（如焦虑、抑郁），而未及时治疗的对立违抗障碍也有可能发展为品行障碍和反社会人格障碍。

24.2.2　对立违抗障碍的诊断

仔细回想一下，在过去至少 6 个月间，你家的孩子是否在和其他人交往时，有过以下一些行为：

（1）经常发脾气。

（2）经常是敏感的或容易被惹恼的。

（3）经常是愤怒和怨恨的。

（4）经常与权威人士辩论，或与成年人争辩。

（5）经常主动地对抗或拒绝遵守权威人士或规则。

（6）经常故意惹恼他人。

（7）自己有错误或不当行为却经常指责他人。

（8）在过去 6 个月内至少有 2 次是怀恨或者报复性的行为。

以上 8 种情况中，如果你家的孩子出现不止 4 种，并且每周都会出现，甚至每周都会出现好几次，而且严重影响了社交、学习等方面，你可能就要考虑带着孩子前往正规专科医院检查一下，看看孩子是否有对立违抗障碍了。

♥ 24.3　如何治疗对立违抗障碍

任何表现出对立行为症状的儿童都需要专业的精神病学家、心理学家或治疗师进行相应的诊断及治疗。

ODD 的治疗包括心理治疗和药物治疗。

1. 心理治疗

心理治疗包括对父母的培训或咨询。家长培训是有效减少儿童破坏性行为的方法之一，其重点包括增加家长的正向管教行为、减少过度严厉的家庭教养方法。同时针对家长和孩子行为的培训疗效优于单独培训家长，包括多元系统干预、合作性问题解决干预等方法。其中行为疗法和家庭/家长培训计划是 ODD 的首选治疗方法。这些课程会教授亲人应对令人不安的行为的策略；提出积极的替代行为来取代挑衅的行为；制定指导方针，为行为设定明确的期望、后果和奖励。这种治疗在低年龄段儿童开始最为有效。

2. 药物治疗

对立违抗障碍本身无特殊治疗药物。治疗注意缺陷多动障碍的药物，如哌甲酯、托莫西汀以及可乐定等可用于注意缺陷多动障碍共病对立违抗障碍的治疗，这些药物在减少注意缺陷、多动冲动症状的同时也能减少对立违抗症状。

24.4　如何帮助对立违抗障碍患者

24.4.1　对立违抗障碍的原因

很多家长可能会心生疑惑，孩子好端端的怎么会突然患上这种病呢？其实，ODD 的发病原因是多元的、复杂的，现今主流观点认为，ODD 是由遗传与环境共同作用而起病的，具体成因可分为以下几种。

1. 生物学因素

主要涉及多种因素的影响，其中遗传、孕期受损、围产期不良因素、婴幼儿时期发生外伤、重度营养不良、中毒、中枢神经系统感染均可导致儿童神经系统，特别是脑的发育迟缓或异常，导致儿童的行为问题，从而对对立违抗障碍的发生发展造成影响。

（1）激素水平。有研究发现对立违抗障碍儿童的肾上腺雄性激素的水平比正常儿童高。另外，血清素（也称为 5-羟色胺，即 5-HT）与对立违抗障碍也密切相关。

（2）脑功能发育问题。近年来在针对对立违抗障碍患者的执行功能进行研究时，发现对立违抗障碍患者行动缺乏目的性和计划性，意志力薄弱，可能与大脑额叶执行功能缺陷有关。

2. 心理社会因素

（1）家庭因素。大量研究发现家庭因素是 ODD 发生的最重要影响因素。不良的家庭环境，如家庭矛盾冲突多、情感交流差、单亲家庭、破裂家庭等；父母物质滥用或违法，父母患精神疾病、存在某些人格缺陷，如神经质、低的适应性和责任心、焦虑抑郁等，以及教育程度低等，都是重要的影响因素。

（2）儿童自身因素。对立违抗障碍儿童的发生与儿童自身的心理素质有关，如学习问题、生活自理能力差、人际交往不良等特点较容易使儿童遭受失败，引起挫败感。

（3）同辈群体因素。同伴排斥、同伴拒绝，也是对立违抗性障碍的易感因素。

（4）学校环境因素。教师经常批评、惩罚、排斥儿童，孩子也容易形成跟权威对着干的习惯。

（5）社会文化因素。如果孩子从小过多接触暴力性的电子游戏、影视作品，也会对孩子形成对立违抗有影响。

24.4.2　家长应该如何做

1. 改良父母教养模式

儿童成长在家庭当中，家庭环境对 ODD 儿童影响比较大。因此，从家庭角度出发、关注亲子互动及父母教养模式是至关重要的。在专业的临床家庭干预当中，经过多年研究，父母行为训练（Behavioral Parent Training）被学者们一致认为是对 ODD 干预最好的疗法。

父母行为训练是依据操作条件作用原理和社会学习理论提出的，旨在通过改变父母教养方式来改善儿童日常功能，它教授父母以高效的行为管理策略替代过于宽松、严苛或不一致的行为管理策略。该方法的基本假设是认为儿童的不服从行为是适应不良的家庭互动方式引起的，因而解决问题的关键在于教授父母改变家庭互动循环，可通过以下几种方式进行：

（1）正强化物。如积极关注、使用代币和具体奖励，增加孩子的良好行为，例如每次孩子表现良好时奖励孩子一张或几张用卡片做成的代币，代币积攒至十张时兑换具体奖励。

（2）有效、非高压的惩罚措施。如采用忽略、出局，来应对严重的问题行为，例如孩子殴打父母且无悔改之意时，家长在一段时间内给予"积极忽视"，不理睬孩子、不与孩子互动，减少可能的逆反行为。

（3）正确区别良好行为和问题行为，并对这些行为快速、合适地应答，及时奖励孩子的亲社会行为，抵制问题行为。

（4）正确记录和评估孩子行为的改变，定期记录，及时复盘。

2. 疏导孩子愤怒情绪

愤怒控制训练（Angry Control Training，ACT）是针对小学阶段具有侵扰行为的儿童所开发的一项专业的认知行为干预方法，其核心为通过反馈帮助儿童演练在不同社交情境下正确的行为反应，以及为儿童提供情景实践练习以帮助他们使用愤怒控制策略。

家长在教育孩子时可以从中参考借鉴：

（1）角色扮演。

多与孩子复盘真实生活情境或模拟人际互动情节，帮助儿童练习虚拟社会情境下的反应，并对自己和他人可能做出的反应进行推理，关注每一种反应下互动双方的感受。

例：孩子与老师发生争吵，顶撞老师情境中，家长可以扮演孩子，让孩子扮演老师，每发生一次对话即关注孩子与老师的情绪感受。

孩子（扮演老师）："××，你为什么没交作业呢？"

家长（询问孩子的情绪、反应，并扮演孩子）："（愤怒）就没交呗，有什么大不了的，你管得真宽啊。"

（发生一次对话，询问孩子扮演老师的感受和想法，纠正孩子的错误认知和引发愤怒情绪的自动化思维，询问并引导可能的其他反应，如心平气和地解释没交作业的原因等。）

孩子（扮演老师）："你还有理了，你去后面站着听课！"

家长（询问孩子的情绪、反应，并扮演孩子）："凭什么？"

（再次发生对话，询问孩子扮演老师感受、想法的变化，随后询问并引导可能的其他反应。）

（2）模仿技术。

通过模仿，训练儿童面临不确定的社会情境时对他人做出合适的评价和反应。

例：上述角色扮演情境中，引导孩子思考其他同学面对老师正常的询问与关心会有何感受、做何反应，从而帮助孩子做出更合适的反应。

（3）生物反馈。

帮助儿童认识到面对社交问题采用攻击行为及其他不合理的解决手段前会出现的一些生理症状（比如出虚汗、脸色发白等），进而鼓励儿童学习恰当的应对方法（比如注意力分散、肌肉放松等）。

25

▶▶▶ 特定学习障碍

❤ 25.1　特定学习障碍的案例

　　妈妈说小 Z 成绩很差，语文学习困难，识字很慢，教会了就忘，字写得歪歪斜斜，有些字常写反。读个课文错漏百出，分不清"甲"和"由""王"与"玉"。阅读吃力、速度慢、不流畅，经常看错字、漏字、加字或改念成别的字，还总重读同一行或跳行，读完后不能理解所读内容、不能讲出所读的大致内容，让他多读几遍他还愁眉苦脸、不情不愿。数学刚开始学得还好，识数、计算能力也不差，但一学到应用题就不会了，经常不明白题目的意思。上课经常走神，注意力不集中，在家写作业拖拖拉拉，经常写到半夜。小 Z 本人很努力，很想取得进步，每天都配合听写听算，可还是进步缓慢。

❤ 25.2　如何识别特定学习障碍

25.2.1　什么是特定学习障碍

　　特定学习障碍指个体有效和准确地感知或处理信息的能力有特定缺陷。特定学习障碍的起病、识别和诊断通常发生在小学阶段，这个时期儿童需要学习阅读、拼写、书写和数学。前驱症状，如语言迟缓或缺陷、押韵或数数困难、书写所需的精细运动技能困难通常出现在正式入学前的儿童早期。其表现可能是行为上的，例如不愿意参与学习、对立行为。特定学习障碍是终生的，但病程和临床表现多变，部分依赖于环境对任务的要求、个体学习困难的范围和严重程度、个体的学习能力、共病以及可利用的支持系统和干预手段等各方面之间的相互作用。然而，日常生活中存在的阅读流利性和理解力、拼写、书面表达和计算技能等方面的问题通常会持续到成年。症状表现随年龄增长而变化，因此个体可能有一系列持续或多变的学习困难贯穿一生。

25.2.2　特定学习障碍的诊断

（1）学习和使用学业技能的困难。如存在下列所示至少 1 项的症状，且持续至少 6 个月：

①不准确或缓慢而费力地读字（例如，读单字时不正确地大声或缓慢、犹豫、频繁地猜测，难以念出字）。

②难以理解所阅读内容的意思（例如，可以准确地读出内容但不能理解其顺序、关系、推论或更深层次的意义）。

③拼写方面的困难（例如，可能添加、省略或替代元音或辅音）。

④书面表达方面的困难（例如，在句子中犯下多种语法或标点符号的错误；段落组织差；书面表达的思想不清晰）。

⑤难以掌握数字感、数字事实或计算（例如，数字理解能力差，不能区分数字的大小和关系）。

⑥数学推理方面的困难（例如，应用数学概念、事实或步骤去解决数量的问题有严重困难）。

（2）受影响的学业技能显著地、可量化地低于个体实际年龄所预期的水平，显著地干扰了学业或职业表现或日常生活的活动，且被个体的标准化成就测评和综合临床评估确认。

（3）学习方面的困难开始于学龄期，但直到那些对受到影响的学业技能的要求超过个体的有限能力时，才会完全表现出来。

（4）学习困难不能用智力障碍、未校正的视觉或听觉的敏感性、其他精神或神经病性障碍、心理社会的逆境、不充分的教育指导来更好地解释。

对学习障碍的治疗越早开始，效果就越好。及早发现和处理学习问题可以让孩子在显著落后于其他同学之前掌握学习策略，也可以减少或防止其他的心理和行为问题，如自尊问题、情绪或行为问题。

有阅读障碍的主要表现有以下几个方面：

（1）儿童对字的分辨困难，例如分不清"甲"和"由"、"王"与"玉"。

（2）阅读吃力、速度慢、不流畅，经常看错字、漏字、加字或改念成别的字。

（3）在阅读时断句不合理，重读同一行或跳行。

（4）阅读理解困难，即读完后不能理解所读内容、不能讲出所读的大致内容。

计算障碍主要有以下几方面表现：

（1）儿童对数字的理解能力差，不能区分数字的大小和关系。

（2）在计算时需要掰手指帮助计算。

（3）不能理解运算的基本概念，例如加减乘除。

（4）不能理解数学术语或符号，难以进行标准数学运算，例如不会列竖式，不会对数字进行空间组合，认识钟表的时间或几何图形有困难等。

25.3　如何治疗特定学习障碍

对有特定学习障碍的孩子，在治疗方面，主要是加强其学习技能的训练。孩子若是患有焦虑、抑郁、注意缺陷等共病，将同时针对相应的疾病使用药物和心理治疗。

学习障碍的严重程度可能有所不同：

轻微——一两个学术领域的学习有一些困难，可以弥补。

中度——学习上的重大困难，需要一些专门的教学和住宿或支持服务。

严重——学习上存在严重困难，影响了多个学术领域，需要进行持续的强化专业教学。

25.4　如何帮助特定学习障碍患者

25.4.1　特定学习障碍的原因

学习障碍的成因及影响因素复杂，目前机制仍不明确。造成学习障碍的可能原因包括遗传因素、神经系统结构及功能异常、认知机制缺陷、环境因素。

1. 遗传因素

遗传因素对智力发展的影响是众所周知的，基因复制的保守性，导致遗传因素在许多心理、行为的发展过程中起着关键作用。对家族史或双胞胎的研究发现，学习障碍儿童受家庭遗传因素影响，约有 35%～45%学习障碍儿童的一等血亲中也有阅读障碍。即使受遗传因素影响，严重程度也因人而异。

2. 神经系统结构及功能异常

研究发现，一些儿童的学习障碍可能与脑损伤、中枢神经系统功能失调或结构异常有关。一般认为，产前、产时或产后的轻度脑损伤是主要原因之一，与诸如脑外伤、产伤、早产、低出生体重、窒息、新生儿黄疸、某些传染病、铅中毒等有关。研究表明，学习障碍患者有轻度的脑结构异常、脑血流局部灌流不足、脑电图轻度异常等。以读写障碍为例，读写障碍者和一般正常者在阅读时大脑活化区域是有差异的。普通人阅读时，大脑枕—颞叶区、顶—颞叶区、布洛卡区这三个区最活跃，而读写障碍者则不太活跃。

3. 认知机制缺陷

某些区域神经通路缺损，导致认知机制缺陷，信息不能被很好地整合和处理，所以出现学习障碍的表现。读写障碍学生的运作记忆较弱，信息处理的速度也较慢，语音处理、视觉及听觉认知能力、专注力、左右分辨、列序或组织能力亦会受到影响。

4. 环境因素

家庭环境不良是导致儿童学习障碍的原因之一。父母的文化素质、家庭的文化氛围、父母的教养方式、期望态度在很大程度上影响儿童的学习质量。学校和社会的某些负面环境可能使学习障碍的发生率增加。

25.4.2　家长应该如何做

1. 针对性康复训练

由医生、治疗师、父母、老师等组成的跨学科团队共同参与制定孩子的 IEP 个别化教育方案。

如果孩子视知觉方面异常，可针对性地进行视知觉相关的练习；如果孩子存在 ADHD，则需要遵医嘱服药，进行注意力及执行能力的训练。

如果孩子阅读技能存在困难，可进行多感官教学法、集中识字法、部件拆字法等策略，加强学生识字认字能力。

如果孩子肌肉发展不良，则可集中锻炼孩子手部精细运动能力，提升书写技能。通过各种游戏、行为管理技术等，锻炼脑功能的发展，提升孩子的自我效能和学习动机。

2. 家庭养育

大运动的发展有助于提升专注力及身心健康，父母多鼓励及陪伴孩子积极运动。大运动建议从孩子优势出发，多发展球类如橄榄球、足球方面的技能。

父母学习良好的亲子互动方式，促进孩子的积极行为，调动孩子学习的主动性和积极性。发现孩子的优势，给孩子制定更合理的人生规划，对孩子的努力和取得的进步，多加赞赏，多进行有效的鼓励和赞扬。

26

▶▶▶ 阿尔茨海默病

X 奶奶今年 66 岁，在过去的两年里一直担心自身的记忆问题，她发现自己多次忘记儿子的生日，不记得现在的年份。还发现自己在回答孙儿问题时出现困难，因为她经常不记得问题是什么，而且变得越来越容易分心。她老伴说 X 奶奶比之前变得更易怒、健忘，经常重复同样的问题，且很难记住近期发生事件的细节，找不到自己放的东西，在家附近遛狗时经常迷路。难以想起刚发生的事情，忘记是否盛饭、是否吃饭，容易丢三落四，有时会把东西放错地方。

❤ **25.2　如何识别阿尔茨海默病**

26.2.1　什么是阿尔茨海默病

阿尔茨海默病（Alzheimer's disease，AD）是常见的能够发展至痴呆的疾病，其起病隐匿、早期诊断困难，导致认知障碍、精神行为问题、社会及生活功能丧失。

目前，最常用的阿尔茨海默病分级体系为巴里·瑞斯贝格博士开发的总体衰退量表（Global Deterioration Scale，GDS），该量表可用于评估阿尔茨海默病患者认知功能和社会生活功能所处阶段，其将阿尔茨海默病分为七个阶段。

1. 第一阶段：无认知功能减退

处在该阶段，当事人没有主观叙述记忆不佳的情况，临床检查无记忆缺陷的证据。

2. 第二阶段：非常轻微的认知功能减退

在该阶段，患者会自己抱怨记忆力下降，觉得自己出现记不住事的情况。通常会有以下两类表现：会忘记熟悉的东西放在什么地方、会忘记熟人的名字。

处于此阶段的患者临床检查无记忆缺陷的客观证据，就业和社交场合无客观的功能缺陷，对症状的关注恰当。

3. 第三阶段：轻度认知功能减退

在该阶段，患者出现最早而明确的认知功能缺陷。比如存在以下两项或两项以上的表现：

（1）患者在不熟悉的地方时会迷路。

（2）同事会注意到患者的工作能力相对有所下降。

（3）家属或周围的人发现患者在讲话时出现寻找或回忆词汇困难的情况。

（4）阅读一篇文章或一本书后记住的东西比较少。

（5）记忆一些新认识的人名能力减退。

（6）可能会遗失贵重物品或将其放错地方。

该阶段的患者临床检查有注意力减退的证据，只有深入检查才有可能获得记忆减退的客观证据，可有所从事的工作和社交能力的减退。患者开始出现否认行为，伴有轻、中度焦虑症状。

4. 第四阶段：中度认知功能减退

在该阶段，患者会开始有明显的认知功能缺陷，主要有以下方面的表现：

（1）对目前和最近事件认识减少。

（2）对个人经历的记忆出现缺陷。

（3）做连续减法时注意力不能集中。旅行及管理钱财等能力减退。

但通常来说没有以下三方面的损害：

（1）时间和人物定向能力。

（2）识别熟人和熟悉的面孔。

（3）到熟悉的地方旅行的能力。

疾病发展至此阶段的患者不能完成复杂的工作，此时心理防御机制中的否认显得突出，情感也开始趋于平淡，同时回避竞争。

5. 第五阶段：重度认知功能减退

在该阶段，患者的生活开始需要照顾，检查时很难回忆与以前生活密切相关的事情。如常用的地址、使用了多年的电话号码、亲属的名字、本人毕业的高中或大学的名称。而受过教育的患者，进行两位数的连续加减法的计算也有困难。

在此阶段，患者尚保留一些与自己或他人有关的重要事件的知识，如知道自己的名字，通常也知道配偶和独生子女的名字，能够独自进食及如厕。此时患者会出现语言功能下降，只会只言片语，不会使用一些较难的工具，沐浴更衣及出门穿的衣服也需要人协助。

6. 第六阶段：严重认知功能减退

在该阶段，患者始终处于健忘状态并影响日常生活的自理，例如开始随地大小便、不会洗澡等。会忘记配偶的名字、最近的经历和事件，开始出现 10 以内的加减法计算困难，能保留一些过去学到的知识，但为数甚少。同时出现人格和情绪改变，且这些变化颇不稳定，包括：

（1）患者开始出现妄想性行为，如责备配偶是骗子、与想象中的人物谈话、与镜子中的自我谈话。

（2）出现强迫症状，如不断重复简单的清洗动作。

（3）焦虑症状，激越，甚至出现以往从未有过的暴力行为。

7. 第七阶段：极严重认知功能减退

在该阶段，患者会丧失言语功能，常常不能说话，只能发出咕哝声。丧失基本的自理能力和精神性运动技能，如不能走路。常出现广泛的皮层性神经系统症状和体征。此时患者完全丧失日常生活自理能力，需要全天候的长期监护，并容易出现一些并发症而危及生命。

26.2.2 需要就诊的情况

阿尔茨海默病发病前可能有一些特征性表现，当发现家中长辈有其中几个症状，或者所有的情况都存在时，要警惕阿尔茨海默病的发生，及时带老人去医院就诊：

（1）经常容易忘事，事后再也想不起来，或者反复问同一个问题，忘记别人已回答。

（2）顾前忘后，忘记自己刚做的事情，做饭忘记放盐，甚至忘掉已做好的饭菜。

（3）学习和记忆新知识的能力下降，连一些简单的词也会忘记，或者不会使用适当的语句表达。

（4）没有时间概念和方向感，在住所附近的街道、门栋迷路。

（5）判断力降低，或是轻易上当受骗。

（6）抽象思维能力丧失，忘掉自己设置的存折密码、存款数额等。

（7）随手乱放物品，或将废品当作宝贝珍藏。

（8）脾气和行为变化无常，短时间内，行为、情绪从平静状态变为泪流满面或者大发脾气。

（9）性格发生剧烈的不合情理的变化，如疑神疑鬼、猜忌别人等。

（10）执行能力降低，失去主动性，变得比原来懒惰，不愿参与任何活动，甚至是原来喜欢的活动，对人也不热情。

26.3　如何治疗阿尔茨海默病

阿尔茨海默病的治疗原则包括：

（1）尽早诊断，及时治疗，终身管理。

（2）现有的抗阿尔茨海默病药物虽不能逆转疾病，但可以延缓进展，应尽可能坚持长期治疗。

（3）针对痴呆伴发的精神行为症状，非药物干预为首选，抗痴呆治疗是基本，必要时可使用精神药物，但应定期评估疗效和副作用，避免长期使用。

（4）对照料者的健康教育、心理支持及实际帮助，可提高阿尔茨海默病患者的生活质量。

26.4　如何帮助阿尔茨海默病患者

26.4.1　阿尔茨海默病的预防

（1）减少糖、盐、油的摄入量。

（2）少饮或不饮烈性酒。

（3）常吃富含胆碱的食物。

（4）常吃富含维生素 B12 的食物，比如海带、红腐乳、大白菜和萝卜等。

（5）吃饭要吃七分饱，这样不但能预防老年痴呆，还能很好地保护消化系统。

（6）勤动脑，经常进行一些脑力活动，如看书、下棋等。

（7）不要吸烟。

（8）积极参加体育活动。

（9）吃东西时要多咀嚼。

（10）尽量不使用铝制的炊具和餐具，以减少铝的摄入量。

26.4.2　家人应该如何做

1. 饮食调理

阿尔茨海默病患者应加强营养，日常饮食中多吃粗粮、鱼、大豆、核桃、花生、杏仁、松子以及含卵磷脂、钙、铁、维生素 B、维生素 E 的食物，食不过饱，并保证进食有规律。

2. 生活自理能力训练

对中、重度阿尔茨海默病患者，家人应多花时间帮助和训练其基本生活能力，并合理安排患者作息时间，使其生活有规律，照顾者应陪伴患者外出，帮助患者认路和认家门，指导其做家务。

3. 记忆力训练

组织患者看电视、玩扑克、玩智力拼图或给患者一些数字卡，以锻炼患者的记忆和思维能力，每日活动安排由简单到复杂。

4. 定向力训练

定向力训练包括对时间、地点及人物的认知训练，诱导患者产生正向的行为改变，尽可能随时纠正或提醒患者产生正确的人、时间、地点的概念，使患者减少因定向力错误而引起的恐慌和不安。

5. 语言功能训练

语言障碍康复护理训练方法有多种，如口语对话、唇及口型运动、物品名称的命名、词句和书写法、刺激大脑增强记忆法等，对不同原因引起的语言障碍采用不同的训练方式。

6. 注意训练

常用训练方法包括：Stroop 色词测验、同时性双任务（如单词朗读和字形判断）、双耳分听任务、数字或字母划销、数字顺背或倒背等。此外还可进行拼图游戏、填色游戏、棋牌游戏、阅读图书、手工操作等方法。

7. 体育锻炼

定期的体育锻炼具有延缓各种并发症发生的作用，早期患者可以打乒乓球、门球、跳舞以及做体操等，中期患者在家属陪伴下散步和进行简易手指操等运动。

8. 知觉性运动训练

训练患者对物品、人、声音、形状或者气味的识别能力，如通过反复看照片和使用色卡训练患者命名和辨别颜色以改善视觉失认，进行声—图辨认或声—词辨认，改善听觉失认，闭目触摸不同性状的物品而后睁眼确认以改善触觉失认。

9. 怀旧治疗

怀旧治疗主要是通过回忆过去的经历，促进患者内在心理功能、认知功能以及人际关系的恢复。怀旧可借不同形式进行，包括个人回想、与人面谈、展示照片和视频等。

10. 音乐治疗

音乐治疗可以改善患者的认知、心理和行为，方式包括被动聆听式和主动参与式两类，其中主动式音乐治疗是患者通过参与音乐行为（如演奏、演唱等）来达到治疗与康复的目的。

对轻度阿尔茨海默病患者，家人应按照患者的生活习惯督促其自己学会生活自理，如买菜、做饭、整理房间和清洁个人卫生，多参加社会活动，抽时间看报纸和电视。

▶▶▶ 老年期抑郁症

♥ 27.1　老年期抑郁症的案例

　　Y 奶奶今年 67 岁，原本是个积极向上的老人。可半年前老伴突发脑卒中，Y 奶奶随之出现烦躁、坐立不安、爱哭、做事静不下心等症状，常担心自己和老伴的将来会不幸，甚至会说"给我打一针，让我死了吧"。除此之外，她还有头顶发木、发麻感，担心脑子里长肿瘤；开始失眠，常常半夜两三点钟就起来，双眼发直地呆坐着；白天精力很差，什么都不想干，都不能照顾老伴；不思饮食，饭量明显减少，人也消瘦了。家人带 Y 奶奶到综合医院看病，虽然她患有高血压 10 余年，但血压一直控制平稳，而且头颅核磁等检查也没发现异常。经过详细评估后，Y 奶奶被诊断患有老年抑郁症，并存在较严重的自杀倾向。

♥ 27.2　如何识别老年期抑郁症

　　老年期抑郁症是指 60 岁及以上人群发生的以情绪低落、思维迟缓、意志活动减退为主要临床表现的精神障碍，是影响老年人身心健康的常见心理问题之一。60 岁以上老年人抑郁症状检出率高达 28.5%。长期处于抑郁状态，易引起或加重高血压、冠心病、心肌梗死等心血管疾病，并伴随不同程度的认知障碍，严重影响老年人的生命质量、增加自杀风险。老年期抑郁症常见的临床特征包括以下内容。

　　1. 焦虑/激越

　　焦虑和激越是老年期抑郁症最为常见而突出的特点，以至于掩盖了抑郁症的核心主诉。主要表现为过分担心、灾难化的思维与言行以及冲动激惹。

　　2. 认知损害

　　约 80% 的老年抑郁症患者表现出记忆减退的主诉，存在比较明显的认知障碍，类似痴呆表现的占 10%～15%。严重时与痴呆类似，但患者对自己智能降低表现出特征性的淡漠，且常常有较好的定向力，无病理反射。其中一部分进展为不可逆痴呆。

3. 隐匿起病/躯体不适主诉突出

老年期抑郁症患者早期常因躯体不适及担心躯体疾病辗转多家医院就诊，表现为包括慢性疼痛的各种躯体不适，历经检查及对症治疗效果不佳，其中以多种躯体不适为主诉的"隐匿性抑郁"是常见类型。

4. 精神运动迟滞

通常以随意运动缺乏和缓慢为特点，常面部表情呆板、减少，语言阻滞等。思维内容贫乏，甚至大部分时间处于缄默状态。行动迟缓，重则双目呆滞、情感淡漠，呈无欲无求状，对外界环境变化无动于衷。

5. 精神病性症状

疑病症状大约是 1/3 的老年患者的首发症状。疑病的内容常涉及消化系统。患者常以某一种不太严重的躯体疾病开始，担心自己的病情恶化，甚至怀疑自己得了不治之症，虽经医生反复检查、解释也难以释怀。常见的精神病性症状为妄想，偶有幻觉出现，需警惕是否存在器质性损害。疑病、虚无、被遗弃、贫穷和灾难以及被害等是老年期抑郁症患者常见的妄想症状。

6. 自杀行为

高达 55% 的老年抑郁症患者发生自杀行为。自杀常出现在伴有躯体疾病的情况下，且成功率高。与年轻患者相比，老年期抑郁症患者自杀观念频发且牢固，自杀计划周密，自杀成功率高。而老年抑郁慢性化的病程更是让部分患者不堪折磨，自杀念头日趋强烈。

7. 睡眠障碍

失眠也是老年期抑郁症的常见症状，表现形式包括入睡困难、易醒、早醒以及矛盾性失眠。失眠与抑郁常常相互影响，长期失眠是老年期抑郁症的危险因素，各种形式的失眠也是抑郁症的残留症状。老年抑郁症不易察觉，漏诊率高。老年抑郁症患者的症状表现往往与普通的成年抑郁症患者有明显的区别。症状往往不典型，主诉为更多的躯体疾病、躯体不适，或者有疑病观念。

♥ 27.3 如何治疗老年期抑郁症

27.3.1 老年期抑郁症的治疗原则

老年期抑郁症的治疗目标是有效改善症状，减少自杀率，防止复发，促进功能康复，提高生活质量。治疗的基本原则包括：

（1）准确识别并鉴别不典型症状，对焦虑、失眠、躯体症状等突出症状选择有针对性的治疗措施，坚持个体化治疗原则。

（2）充分考虑年龄增长对药物代谢动力学和药效学产生的影响，调整药物剂量，严密监测不良反应。

（3）老年患者常合并多种躯体疾病，有多种合并用药，治疗时尽可能减少非必需药物的使用，特别关注药物相互作用。

（4）老年患者治疗依从性差，具有较高治疗中断率以及高自杀风险，需加强有关疾病知识的宣教，提前做好风险防范。

（5）药物治疗与心理治疗并重，物理治疗、体育锻炼以及生活方式调整等均可作为治疗选择。

（6）巩固维持期治疗与急性期治疗同等重要，应注重复发预防和整体功能康复。

27.3.2 老年期抑郁症的治疗方法

治疗老年期抑郁症，首先要考虑采用心理治疗的方法。心理治疗在老年期抑郁症治疗中具有十分重要的作用，尤其针对起病前有明显心理致病因素的患者，更应优先采用心理治疗的方法。同时，心理治疗还可改善预后，有助于预防老年期抑郁症复发。针对老年期抑郁症常见的心理治疗方法包括支持性心理治疗、认知行为治疗和家庭治疗等。

如单一采用心理治疗的方法无法使老年患者的症状得到明显改善，可采用抗抑郁药合并心理治疗的方法。

27.3.3 老年期抑郁症治疗的注意事项

1. 伴有认知障碍

伴有认知障碍的老年期抑郁障碍患者对抗抑郁药治疗应答不足时，可以使用具有认知改善作用的抗抑郁药如舍曲林或问题解决心理治疗。无法明确诊断痴呆或抑郁性假性痴呆的情况下，建议首先选择抗抑郁药治疗。痴呆合并抑郁时，建议在采用认知改善药物治疗的基础上合并抗抑郁治疗。

2. 躯体疾病共病

患有心脑血管疾病、甲状腺疾病、肿瘤等躯体疾病的老年患者共病抑郁障碍较常见，抑郁治疗后更易复发。患者在治疗躯体疾病的同时，建议根据躯体疾病耐受情况选择安全性高、与躯体治疗药物相互作用少的抗抑郁药改善抑郁症状，在躯体状况允许的情况下可以试用改良电休克治疗。

❤ 27.4　如何帮助老年期抑郁症患者

家人可以按照下面的建议帮助家中老人：

（1）减少老年患者独处时间，避免与社会隔绝。需与老人沟通交流，给予更多的陪护、倾听，建立良好的亲情纽带，增加老年患者的社交活动，提高其社会价值。多鼓励、培养患者做些感兴趣的事情，丰富老年生活，比如参加社区活动、看电视、听音乐、唱歌、打太极拳、散步等。

（2）饮食上要注意营养均衡，以老人喜好为主。忌烟酒，避免辛辣刺激性食物，观察患者排便情况。

（3）提高老年患者治疗的依从性和信心，坚持服药。家属应做好监管，保证老人按时按量服药，不可因为病情好转就随意减药或自行停药。有情况及时向医生反映，以免导致治疗效果不佳。教会家属及患者及时识别药物的不良反应，如出现药物不良反应在家无法缓解时，及时就诊。

（4）应注意避免精神刺激。子女和老伴应注意避免刺激老人，维持家庭和睦，遇事不要跟老人争辩、吵架、指责。家庭成员的精神支持对患者的康复尤为重要。

（5）做好家属及患者的疾病宣教，及时识别疾病的复发症状，一旦复发及时就诊。

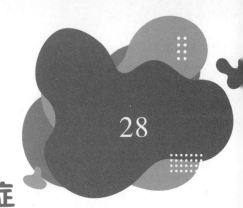

28

▸▸▸ 老年期焦虑症

❤ 28.1 老年期焦虑症的案例

Z 奶奶今年 68 岁，儿女均在外工作，与老伴一起安度晚年。前年，一位老友患食道癌去世后，Z 奶奶常感自身消化道不适，怀疑自己也得了大病，整日坐立不安，整天神情恍惚。儿女陪她到多家医院检查，并未发现异常。可 Z 奶奶总感觉喉部梗塞、胸闷心慌，认为自己身体日益衰弱，担心自己死去，反复到各家医院检查治疗，尽管相关检查均提示无大问题，但她仍忧心忡忡。近半年 Z 奶奶越发焦虑紧张、急躁易怒、晚上失眠，甚至半夜呼救等，老伴为此苦不堪言。子女这才意识到母亲可能精神出现问题，于是带 Z 奶奶到医院就诊，被确诊老年期焦虑症。

❤ 28.2 如何识别老年期焦虑症

28.2.1 什么是老年期焦虑症

老年期焦虑症是指发生在 60 岁以上老年人身上，以持续的紧张、担忧、恐惧或者发作性惊恐为主要表现的情绪障碍疾病。老年期焦虑症呈现"四高"的特点，即共病率高、功能损害高、自杀风险高、医疗资源支出高。与之形成鲜明对比的则是"三低"，即临床关注低、就诊率低、规范化诊治率低。

28.2.2 老年期焦虑症的表征

在心理上可表现为紧张害怕、心烦意乱、坐立不宁、注意力下降等。
在消化系统可表现为口干、吞咽困难、食道内异物感、过度排气、便秘或腹泻。
在呼吸系统可表现为胸部压迫感、吸气困难、过度呼吸、胸闷等。
在心血管系统可表现为心慌、心前区不适、心跳加速、心律不齐等。
在泌尿生殖系统可表现为尿频尿急。
在运动神经系统可表现为震颤感、刺痛感、耳鸣、眩晕、头痛、肌肉疼痛等。

睡眠障碍在老年期焦虑症中也很常见，比如入睡困难、多梦、早醒、睡眠不解乏等。焦虑也可以引发抑郁症状，严重的患者可以出现自杀想法，甚至出现自杀行为。

28.3 如何治疗老年期焦虑症

在躯体检查，排除有器质性疾病的因素后，可以选用抗焦虑药物治疗和心理治疗。早期发现并积极治疗能够减轻老年患者的焦虑和抑郁症状，提高预后及生活质量。

28.4 如何帮助老年期焦虑症患者

28.4.1 老年期焦虑症的原因

1. 躯体状况变差

老年人多伴各种躯体病，包括急症、危重症，可能会引发他们害怕病重或服药不良反应、惧怕死亡等紧张情绪。部分老年人可能会产生渐趋固执、多愁善感或以自我为中心等改变，尤其是那些一贯要强、追求完美、个性敏感的老人，在面对压力时更容易焦虑。

2. 负性事件

家人亲友患重病或突然离世、空巢老人缺少子女陪伴、与家人的矛盾、养老问题、子孙教育问题、经济收入减低等均有可能引发孤独、紧张、忧虑等情绪，尤其当缺乏有效应对问题的方法时，上述负面情绪会加剧。

3. 遗传因素

家族中有人患过焦虑、抑郁等疾病，这类人群也属于发病的高危人群。

28.4.2 老年期焦虑症如何自我调整

1. 保持良好心态

保持心态稳定，知足常乐，不要大喜大悲。客观意识到岁月不饶人，正确对待身体的变化，定期体检，认识到生老病死是自然规律，对于出现各种变化做到愉快接受，认真过好每一天。

2. 正视负面情绪，及时疏导

要能够了解自身心理变化，当出现焦虑时，要正视它，而不是掩饰它的存在。学会积极调动主观能动性克服消极的不良情绪，改善心理状况。

3. 转移注意力

当人的注意力转移到新的事物上时，心理上产生的新体验有助于消除焦虑。学会安排规律的生活、作息时间，根据自己的兴趣、爱好、身体状况选择性地进行活动，例如慢跑、太极拳、下棋等。读书、看报，不断地学习也可以避免老年人心理上的空虚，促进良好的心理建设。

4. 接触社会

保持与外界环境的接触，通过不同方式与自然、社会、人融合接触，丰富自己的精神生活，发展广泛兴趣，积极参加集体性活动，结交更多朋友，积极沟通交流，可以减少焦虑的发生，更好地提高老年人心理健康水平。

5. 寻求专业人士的帮助

当自身通过积极地调动主观能动性，但仍然无法缓解焦虑状况时，应向专业人士寻求帮助，适当的时候遵循医嘱接受治疗。

29　自伤自杀

♥ 29.1　非自杀性自伤

29.1.1　非自杀性自伤是什么

非自杀性自伤（Non-suicidal Self-injury，NSSI）是指在没有自杀意图的情况下，故意或直接伤害自己身体组织的行为。重复的自我伤害也是青少年自杀发展的一个重要风险因素。就是说，NSSI 最后很可能发展为自杀行为，或者造成意外死亡。因此，早期和有效的治疗是预防自杀的关键。

29.1.2　如何识别非自杀性自伤

在面对青少年自伤行为时，家长和老师需要先处理好自己的负面情绪，不要在青少年面前表现得过度恐慌，不要觉得孩子很可怕，也不要在制止孩子时指责孩子："你怎么这么脆弱！""你怎么这么残忍，怎么学坏了！"等。

尝试用不评判的态度进行沟通，尊重和关心孩子，耐心倾听孩子的诉求而非先入为主地下判断。

家长可以尝试干预五步法——停、看、听、想、做。

一停：父母要停止情绪的宣泄、抱怨和评判。

二看：看他自伤的诱因什么。

三听：听他说自伤的动机，听他说为什么做这些。

四想：想一想他缺什么，父母可以帮助提供什么。

五做：持续地执行，一直地做。

孩子的痛苦需要被安抚和正视，同时，应尽早前往医疗机构寻求专业帮助。

29.1.3　非自杀性自伤的治疗

1. 心理治疗

此类患者往往具有严重的心理问题，童年创伤经历，如心理及躯体虐待、校园欺凌，不良的家庭教养模式，如父母离异、家庭结构紊乱都会造成患者的情绪问题以及认知偏差，进而出现自残行为。

通过正规疗程的心理治疗，如认知行为治疗、精神分析、正念治疗等，能帮助患者更好地矫正自身的心理问题及行为问题。

2. 药物治疗

患者出现严重的焦虑、抑郁或者躁狂情绪时，往往需要服用药物改善患者情绪。情绪稳定的状态也能减少自残行为的发生，所以应避免情绪及行为的恶性循环。

3. 家庭治疗

营造温馨的家庭氛围，友好的家庭成员关系，减少患者的绝望感、低价值感。家庭是温馨的港湾，一个好的家庭是孩子的避风港，来自家庭的安全感及可依靠感是调整情绪的一剂良方。

29.1.4　非自杀性自伤如何帮助

下文是减少自伤行为的 10 个小方法：

（1）准备一个应急包。在孩子的工具包中放置积极的东西，如孩子所爱的事物或人的照片、用于写作的日记、记号笔或用于艺术表达的艺术用品、一首鼓舞人心的诗、心爱的毛绒动物以及其他类似的东西，以帮助孩子淡化自我伤害的冲动。

（2）教会孩子使用积极的想象力。通过积极的幻想来替代自残的行为，有研究表明，有效调动内在幻想资源是帮助心理康复的重要方式。

（3）在负面感受来临后，切换到另一个固定频道。例如握住柔软的东西、听舒缓的音乐、画画或写作等需要专注并调动感官体验的事情，这些行为可以打断自残时经常伴随着的恍惚状态。

（4）保持觉知。保持觉知也叫训练基础认知技能，如我到底在生谁的气？是什么让我生气？我是安全的，因为我可以控制。这些想法都可以让人重新获得掌控感。

（5）了解触发因素。意识到哪些因素会触发崩溃，尽量减少接触它们，呼吁他人帮助你渡过难关，并提醒自己，你可以成功地远离触发因素。

（6）替代法。例如：拿着冰块、剪纸、撕床单、用橡皮筋弹手腕、咬柠檬皮或捶枕头都可以帮助减少自我伤害的需要。

（7）保持运动。考虑跑步、跳舞、瑜伽或跳绳等运动，以抵消自我伤害的冲动。

（8）自我谅解。告诉自己你只是需要时间成长，在成长的过程中要学会原谅并善待自己。

（9）给予支持。如果你知道有人可能在自我伤害，请提供支持，尽量不要羞辱或批评 NSSI 行为。自我伤害行为是可以成功治疗的，请鼓励他们寻求帮助。

（10）联系心理治疗师/咨询师。请记住，有自我伤害的冲动与实际自我伤害是不一样的。如果能转移自己对自残的注意力，就能顺利地走向康复。然而，如果你无法控制冲动，无法停止自残行为，就需要考虑与专业治疗师合作。

💜 29.2 自　杀

29.2.1　如何识别自杀前兆

1. 生理上的变化

（1）睡眠上发生巨大的改变，如相比之前睡得过多或者过少。

（2）没有精力，感到非常疲乏。

（3）对任何事情都提不起兴趣。

（4）性欲减退。

（5）饮食结构和食欲突然改变，与之前相比食欲大增或者没有任何食欲。

（6）体重明显增加或减轻。

2. 与人对话上的变化

（1）感觉没有未来，常说"以后也不会变好了"。

（2）感觉内疚，常说"都是我的错"。

（3）逃避，常说"我不能承担这一切"。

（4）感觉孤单，常说"没有人关心我，在乎我"。

（5）感觉无助，常说"做什么都于事无补了，我已经无能为力了"。

（6）充满负能量，悲观消极。

（7）谈论死亡或者自杀。

（8）有自杀的计划。

3. 行为上的变化

（1）滥用酒精或药物。

（2）有打架、违法行为。

（3）远离家人和朋友。

（4）放弃之前重要的活动。

（5）之前已经试图有过自杀行为。

（6）自我伤害。

（7）交代后事（赠送财产，尤指对人有特殊意义的东西）。

（8）给别人写一封遗书或告别信。

（9）不典型的冒险或鲁莽（例如鲁莽驾驶）。

（10）不明原因的哭泣。

（11）情感的爆发。

4. 情绪上的变化

感到悲伤、愤怒、羞愧、绝望、隔离、毫无自我价值感、无能为力、孤独。

2014年美国急诊医学学会（SAEM）年会发布的研究显示，对于那些存在自杀风险的急诊科患者而言，一项仅包含3个问题的筛查即可极大地提高检出率。这3个问题如下：

（1）在过去的两周内，你是否曾感到情绪低落、抑郁或者无望？

（2）在过去的两周内，你是否曾有过自杀的想法？

（3）你是否曾尝试过自杀？如果是，发生在什么时候？

29.2.2　如何帮助

1. 注意事项

我们和有自杀想法的人沟通时，要注意避免时常插嘴打断谈话、评头论足或问太多问题，自杀不是他想选择的，这只不过是一时间痛苦超越了他所能应对的能力而已。我们要：

（1）专心地听，保持冷静。

（2）理解他的感情。

（3）表示尊重和理解。

（4）表达对他的意见和观点的尊重。

（5）坦诚地交谈。

（6）表达我们的关心。

（7）关注他的感情。

不要说"你就是太闲了！""你对得起你的父母吗？""你这样太丢人了""生命只有一次，要好好珍惜。""那谁比你惨多了，你过得够好了。""你生活工作顺利，还有什么不满意的？""别想太多了。"批判并不会让他转变想法，反而会让他感到不被接纳、不被理解，下次会不再信任你。

应该告诉他你很关心他，担心他的情况。鼓励他倾诉，耐心聆听。对他的感受和遭遇表示理解，让他知道自杀不是解决问题的唯一方式，表示你一直在他身边，可以帮助他渡过难关。

2. 如何开始对话

首先，表达关心。可以说"我最近比较担心你。""最近，我好像感觉你有些不一样，我想知道你发生了什么。"

其次，询问情况。可以说"发生什么事让你不开心？""你这样有多久了？""有没有想过找其他人或医生帮忙？""我可以做些什么呢？"

最后，提供支持。可以说"嗯，你感到活着很没意思，很痛苦。""你不是一个人，我会在你身边。""可能你现在觉得很困难，但这些感觉会过去的。""可能我没法体会你现在的感受，但我很想帮助你。""当你想放弃时，告诉自己你可以继续坚持，哪怕一天，一小时。"

3. 如何教会他们自助

我们也要教会有自杀观念、自杀想法的年轻人如何自助。我们要告诉他：

（1）你的想法是会变化的，也许明后天、下周就会发生改变。

（2）你的离去会让你的朋友、家人悲痛和内疚，甚至会痛苦一生。

（3）在你的生活当中还有很多未完成的事情需要去做。

（4）生活中还有可以令你愉悦的风景、音乐等。

（5）体验快乐的能力跟体验痛苦的能力是相同的，现在体验到了痛苦，未来也能体验到很多的快乐。

（6）无论你现在承受多大的痛苦，你不是单独一个人，你还有老师、同学、朋友、父母，等等。

29.2.3 如何自助

如果你自杀的想法出现的频率明显增加，或者害怕失去控制，你可以先尝试以下指导，并尽快去看心理医生。

1. 答应自己，不要在现在伤害自己

即便你现在很痛苦，也请在思考和行动之间留点时间，向自己保证"我会等一周，在这段时间内不做任何伤害自己的事情"。

你的自杀想法只是一种想法，并非一定要成为现实。给自己一点时间，让你的自杀想法和自杀行为之间保持距离。

2. 避免烟酒

烟酒会激化你自杀的念头。当你感到绝望或考虑自杀时，不要使用非处方药或酒精。

3. 确保你的家是安全的

移除那些可能会伤害自己的东西，如药片、刀具。如果你无法确保家中安全，去一个能让你感到安全的地方。如果你曾想过服用超量的药物，把你的药物交给一个可以定时定量还给你的人托管。

4. 别一个人承受自杀的想法

对于很多人而言，减轻自杀想法的第一步是与信任的人分享自己的情绪。他们可能

是你的亲人、朋友、老师、医生，也可能是心理援助热线的接线员。找一个你信任的人，让他知道你的处境有多糟。不要让恐惧、羞耻或尴尬阻碍你寻求帮助。如果你接触的第一个人不理解你的处境，不妨换个人试试。仅仅是谈论你的处境，就能帮助你释放出压力，找到应对的方法。

5. 满怀希望

很多和你感觉一样糟糕的人，现在依然好好地生活着，你也能做到。无论你现在多么自责、绝望或孤单，它们日后都会变成你的回忆，而你会在之后的生活中看到无数次彩虹。

6. 直面自杀想法

请记住，虽然这些自杀的想法在当下挥散不去，但是它们是暂时的，你一定会感觉好些的。也有一些方法可以帮助你处理自杀的想法：

（1）每天都和人聊聊天。

（2）记住在紧急情况下能提供帮助的朋友和家人的联系方式。

（3）写下每天的行程表，尽可能保持稳定的生活节奏。

（4）每天至少在阳光下活动30分钟。选择你能做的最剧烈的运动，每天坚持半个小时。你也可以将半个小时拆分成三个十分钟的小节来运动。

（5）腾出时间去做能带给你快乐的事情。即使现在很少有事情能给你带来快乐，也请强迫自己去做以前喜欢的事情。

（6）记住你的人生目标。你可能一直想去某个城市旅行，读一本好书，养一只宠物，搬到另一个地方，学习一个新的技能，做一回志愿者，回到学校学习或者成立一个家庭。把你的目标写下来，放到你每天都能看到的地方。

7. 请务必不要这样做

（1）不要让自己一个人。孤单只会让情况更糟，请拜访朋友或家人，或拿起电话拨打危机求助热线。

（2）停止摄入烟酒。

（3）不要做让你感觉更糟的事。不要听悲伤的音乐，看某些照片，读旧信，扫墓等。

（4）不要沉溺在自杀的想法中，试着分散注意力。

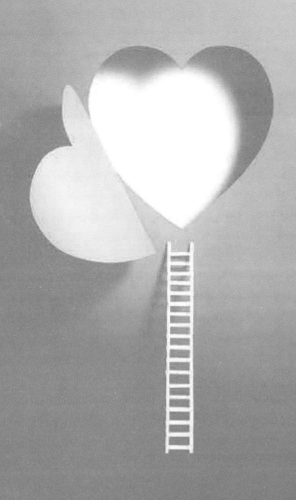

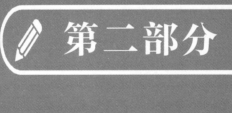 第二部分

评估与自助

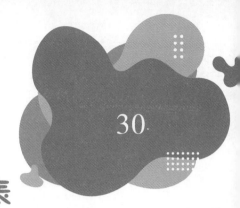

⤷ 精神心理评估表

♥ 30.1 心理量表使用须知

心理量表是依据心理学理论，通过科学、客观、标准的测量手段和操作程序，通过分析受测者的行为或是受测者对问题的回答，对于受检者的特定素质进行测量、分析、评价。素质，是指那些完成特定工作或活动所需要或与之相关的感知、技能、能力、气质、性格、兴趣、动机等个人特征，它们是以一定的质量和速度完成工作或活动的必要基础。心理量表最主要的工具就是专业的心理测评量表。

心理量表可以从个体的智力、能力倾向、创造力、人格、心理健康等各方面对个体进行全面的描述，说明个体的心理特性和行为。同时可以对同一个人的不同心理特征间的差异进行比较，从而确定其相对优势和不足，发现行为变化的原因，为决策提供信息。

心理量表可以确定个体间的差异，并由此来预测不同个体在将来活动中可能出现的差别，或推测个体在某个领域未来成功的可能性。心理量表包括心理健康状况的预测和评估，创造能力的预测和评估，专业成就的预测、新环境的适应能力预测和评估等。

心理量表可以评价个体在学习或能力上的差异，人格的特点以及相对长处和弱点，评价儿童已达到的发展阶段等。

心理量表的结果可以为客观、全面、科学、定量化地选拔人才提供依据。因为它可以预测个体从事某种活动的适宜性，进而提高人才选拔的效率与准确性。

心理量表可以了解个体的能力、人格和心理健康等心理特征，从而为因材施教或人尽其才提供依据。

心理量表可以反映受检者目前的心理健康状况，为其调整心理状态提供依据，如果受检者的心理状态严重偏离心理健康标准，就要及时就医，以便早期诊断与早期治疗。在医学上，对各种疾病，尤其是慢性疾病的预防和治疗、精神疾病的诊断和治疗、儿童发育状况的评定等都需要借助心理量表。心理咨询和治疗也需要借助心理量表来探讨来咨询者的心理特点及潜在的心理困扰，以便做针对性的心理辅导和治疗。

心理量表的测验结果会受测验环境、时限，受测者的动机、态度、焦虑程度，主测者的引导、测试风格等因素的影响，因而报告结果须综合分析，既要能使受测者明白，即明白测什么、明白测试结果、明白对于结果的解释，也要顾及结果会给受测者带来的心理影响。

任何一个测验都有其适用性，这是测试前最关键的部分。而测验结果受多方面因素的影响，都要客观看待，它既不是万能的，也不是无用的，仅仅是辅助工具而已。

注意：如果量表结果为阳性只能说明可能患有心理疾病，并不能说一定有心理疾病。要做出诊断，必须进行面谈并参照相应疾病的诊断标准。还要根据临床症状，特别是要根据症状的程度来划分，量表分值仅能作为一项参考指标，而非绝对标准。

♥ 30.2 心理健康自评问卷（SRQ-20）

量表：

1. 你是否经常头痛？

2. 你是否食欲差？

3. 你是否睡眠差？

4. 你是否易受惊吓？

5. 你是否手抖？

6. 你是否感觉不安、紧张或担忧？

7. 你是否消化不良？

8. 你是否思维不清晰？

9. 你是否感觉不快乐？

10. 你是否比原来哭得多？

11. 你是否发现很难从日常活动中得到乐趣？

12. 你是否发现自己很难做决定？

13. 日常工作是否令你感到痛苦？

14. 你在生活中是否不能起到应起的作用？

15. 你是否丧失了对事物的兴趣？

16. 你是否感到自己是个无价值的人？

17. 你头脑中是否出现过想结束自己生命的想法？

18. 你是否什么时候都感到累？

19. 你是否感到胃部不适？

20. 你是否容易疲劳？

量表解释：

评估在过去 30 天内受测者的情况。受测者回答"是"，即 30 天内存在这个情况，评分为"1 分"；回答"否"，即 30 天内不存在这个情况，评分为"0 分"。SQR-20 的临床参考指标为 7 或 8 分，受测者如果总分为 7 或 8 分及以上，提示其存在情感痛苦，需要精神卫生帮助。以上结果为情况提示参考，并不代表诊断结果。

现场心理救援者要将问题了然于心，在与受测者交谈的过程中，以受测者能听懂的语言自然地进行询问，让受测者感觉你在关心他的情况而不是在评估他。不可为了评估，僵硬地背诵题目，要自然地、有逻辑地询问，并根据受测者的回答及时回应与调整问题。比如，当你询问了"你最近胃口怎么样？"，受测者回复不好之后，就可以接着询问"是胃不舒服吗？"或"是有点不消化吗？"。

♥ 30.3　一般健康问卷（GHQ-12）

量表：

1. 在做什么事情的时候，能集中精神吗？	能集中	和平时一样	不能集中	完全不能集中
2. 有由于过分担心而失眠的情况吗？	没有过	和平时一样	有过	总这样
3. 觉得自己是有用的人吗？	有用	和平时一样	没有用	完全没有用
4. 觉得自己有决断力吗？	有	和平时一样	没有	完全没有
5. 总是处于紧张状态吗？	不紧张	和平时一样	紧张	非常紧张
6. 觉得自己不能解决问题吗？	能	和平时一样	不能	完全不能
7. 能享受日常活动吗？	能	和平时一样	不能	完全不能
8. 能够面对你所面临的问题吗？	能	和平时一样	不能	完全不能
9. 感到痛苦、忧虑吗？	不觉得	和平时一样	觉得	总是觉得
10. 失去自信了吗？	没有	和平时一样	失去	完全失去
11. 觉得自己是没有价值的人吗？	没有觉得	和平时一样	觉得	总是觉得
12. 觉得所有的事情都顺利吗？	顺利	和平时一样	不顺利	完全不顺利

量表解释：

我们将了解您最近几周内的身体健康状况。在以上问题中最适当的一栏画上圆圈。请回答所有的问题。这里的问题是针对两三周前到现在的状况。回答前两项者计 0 分，回答后两项者计 1 分，总分为 0~12 分，GHQ-12 主要针对精神痛苦水平而不具有诊断功能，总分值越高，个体的精神痛苦水平就越高，在用作筛查工具时，一般选择 3 分为切分值。以上结果为情况提示参考，并不代表诊断结果。

♥ 30.4 简明疼痛评估量表（BPI）

量表：

1. 大多数人一生中都有过疼痛经历（如轻微头痛、扭伤后痛、牙痛）。除这些常见的疼痛外，现在您是否还感到有别的类型的疼痛？

（1）是 （2）否

2. 请您在下图中标出您的疼痛部位，并在疼痛最剧烈的部位以"X"标出。

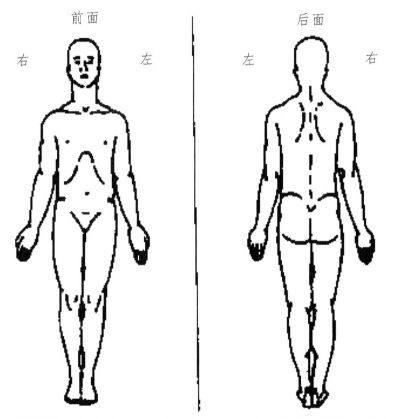

3. 请选择下面的一个数字，以表示过去 24 小时内您疼痛最剧烈的程度。

（不痛）0 1 2 3 4 5 6 7 8 9 10（最剧烈）

4. 请选择下面的一个数字，以表示过去 24 小时内您疼痛最轻微的程度。

（不痛）0 1 2 3 4 5 6 7 8 9 10（最剧烈）

5. 请选择下面的一个数字，以表示过去 24 小时内您疼痛的平均程度。

（不痛）0 1 2 3 4 5 6 7 8 9 10（最剧烈）

6. 请选择下面的一个数字，以表示您目前的疼痛程度。

（不痛）0 1 2 3 4 5 6 7 8 9 10（最剧烈）

7. 您希望接受何种药物或治疗控制您的疼痛？

_____

8. 在过去的 24 小时内，由于药物或治疗的作用，您的疼痛缓解了多少？请选择下面的一个百分数，以表示疼痛缓解的程度。

（无缓解）0　10%　20%　30%　40%　50%　60%　70%　80%　90%　100%（完全缓解）

9. 请选择下面的一个数字，以表示过去 24 小时内疼痛对您的影响。

（1）对日常生活的影响。

（无影响）0　1　2　3　4　5　6　7　8　9　10（完全影响）

（2）对情绪的影响。

（无影响）0　1　2　3　4　5　6　7　8　9　10（完全影响）

（3）对行走能力的影响。

（无影响）0　1　2　3　4　5　6　7　8　9　10（完全影响）

（4）对日常工作的影响（包括外出工作和家务劳动）。

（无影响）0　1　2　3　4　5　6　7　8　9　10（完全影响）

（5）对与他人关系的影响。

（无影响）0　1　2　3　4　5　6　7　8　9　10（完全影响）

（6）对睡眠的影响。

（无影响）0　1　2　3　4　5　6　7　8　9　10（完全影响）

（7）对生活兴趣的影响。

（无影响）0　1　2　3　4　5　6　7　8　9　10（完全影响）

量表解释：

评估疼痛及其对患者情绪、睡眠、活动能力、食欲、日常生活、行走能力、与他人交往等生活质量的影响。

30.5　婴幼儿（0~2.5岁）身心症状评估表

量表：

询问家长或照顾者最近 7 天以来婴幼儿是否存在以下症状。

1. 睡眠与排便时间错乱。

2. 对大声或不寻常的声音、震动有惊吓反应。

3. 身体突然不能动，僵直。

4. 急躁，无缘由地哭泣。

5. 丧失已习得的语言与动作能力。

6. 退缩、害怕分开，黏着家长。

7. 对造成灾难相关的事情（如影像或身体感受）有逃避或警觉反应。

量表解释：

针对以上每项症状，如果最近 7 天以来婴幼儿出现此症状，记 1 分；如果没有，记 0 分。然后计算总分：

总分为 1～2 分，需注意休息，一周之后再评估一次。

总分为 3～4 分，需要寻求心理学或精神卫生专业人员援助。

总分为 5～7 分，请迅速寻求心理学或精神卫生专业人员进一步诊断和干预。

注意，这个量表只是对婴幼儿经历灾难后的身心症状的简单评估，并不能作为诊断结果使用。

♥ 30.6　幼童及学龄儿童（2.5～11 岁）身心症状评估表

量表：

询问家长或照顾者最近 7 天以来幼童及学龄儿童是否存在以下症状。

1. 重复叙述创伤的经验。

2. 明显的焦虑与害怕。

3. 对灾难后特定事件的害怕。

4. 害怕灾难再度发生。

5. 有强迫性的回应（眼前总是有与灾难场景有关的图像或感受）。

6. 在学校无法专心学习，成绩下降。

7. 日常的行为退化到较小年纪的状态。

8. 遇事退缩、静默不语或异常难管、不听话。

9. 对原来喜欢的活动失去兴趣。

10. 睡眠失调：做噩梦、梦游，不易入睡。

11. 抱怨身体疼痛或查无原因的病痛。

12. 对灾难纪念日、节日的哀悼出现烦乱反应。

量表解释：

针对以上每项症状，如果最近 7 天以来幼童及学龄儿童出现此症状，记 1 分；如果没有，记 0 分。然后计算总分：

总分为 1～3 分，需注意休息，一周之后再评估一次。

总分为 4～6 分，需要寻求心理学或精神卫生专业人员援助。

总分为 7～12 分，请迅速寻求心理学或精神卫生专业人员进一步诊断和干预。

注意，这个量表只是对幼童及学龄儿童经历灾难后的身心症状的简单评估，并不能作为诊断结果使用。

30.7　青少年（11～18 岁）身心症状评估表

量表：

询问家长或照顾者最近 7 天以来青少年是否存在以下症状。

1. 灾难引发失控行为，如从事危险行动（拼命进入灾区抢救生还者）。

2. 努力不表露出异样情绪，如哀痛、罪恶感、羞愧等。

3. 为避免面对内在伤痛，通过从事需要肢体行动的活动逃避。

4. 容易发生意外。

5. 睡眠与饮食失调。

6. 发现自己对灾难的影像与记忆挥之不去，并烦恼不已。

7. 产生忧郁、退缩及消极的世界观。

8. 个性改变，与父母或亲人的相处方式改变。

9. 为逃避因灾难产生的创痛与记忆，从事类似成人的行为（如结婚、怀孕、退学、切断与旧友之间的关系）。

10. 害怕长大，需要家人的呵护。

量表解释：

针对以上每项症状，如果最近 7 天以来青少年出现此症状，记 1 分；如果没有，记 0 分。然后计算总分：

总分为 1～3 分，需注意休息，一周之后再评估一次。

总分为 4～6 分，需要寻求心理学或精神卫生专业人员援助。

总分为 7～10 分，请迅速寻求心理学或精神卫生专业人员进一步诊断和干预。

注意，这个量表只是对青少年经历灾难后的身心症状的简单评估，并不能作为诊断结果使用。

30.8　事件影响量表（IES-R）

量表：

下面是人们在经历过有压力的生活事件刺激之后所体验到的一些困扰，请您仔细阅读每个题目，选择最能够形容每一种困扰对您影响的程度。请按照自己在最近 7 天之内的体验，说明这件事情对你有多大影响，影响分为 5 级，一点没有计 0 分；很少出现计 1

分；有时出现计 2 分；常常出现计 3 分；总是出现计 4 分。

以下提到的那件事是指此次灾难的有关经历：

1. 任何与那件事相关的事物都会引发当时的感受。

2. 我很难安稳地一觉睡到天亮。

3. 别的东西也会让我想起那件事。

4. 我感觉我易受刺激、易发怒。

5. 每当想起那件事或其他事情使我记起它的时候，我会尽量避免使自己心烦意乱。

6. 即使我不愿意去想那件事时，也会想起它。

7. 我感觉，那件事好像不是真的，或者从未发生过。

8. 我设法远离一切能使我记起那件事的事物。

9. 有关那件事的画面会在我的脑海中突然出现。

10. 我感觉自己神经过敏，易被惊吓。

11. 我努力不去想那件事。

12. 我觉察到我对那件事仍有很多感受，但我没有去处理它们。

13. 我对那件事的感觉有点麻木。

14. 我发现我的行为和感觉，好像又回到了那个事件发生的时候那样。

15. 我难以入睡。

16. 我因那件事而有强烈的情感波动。

17. 我想要忘掉那件事。

18. 我感觉自己难以集中注意力。

19. 令我想起那件事的事物会引起我身体上的反应，如出汗、呼吸困难、眩晕和心跳。

20. 我曾经梦到过那件事。

21. 我感觉自己很警觉或很戒备。

22. 我尽量不提那件事。

量表解释：

事件影响量表共有 22 题，分为侵袭性症状、回避症状、高唤醒症状三个分量表。

回避量表：5+7+8+11+12+13+17+22=

侵袭量表：1+2+3+6+9+14+16+20=

高唤醒量表：4+10+15+18+19+21=

结果分析：

回避量表+侵袭量表=0～8 亚临床；9～25 轻度；26～43 中度；44～88 重度。以上结果为情况提示参考，并不代表诊断结果。

30.9 儿童事件影响量表修订版（CEIES）

量表：

以下是人经历过不幸事件后会感受到的困难。请仔细阅读每个题目，按照自己过去两周的真实感受回答，每一个条目用"完全没有、很少、有时、经常"作答，回答没有对错之分。

以下提到的那件事是指灾难有关经历：

1. 你会无意中想起那件事吗？

2. 你会尝试忘记那件事吗？

3. 你不能集中注意力吗？

4. 你会不断地对那件事有强烈的感觉吗？

5. 与发生那件事之前相比，你会更容易受到惊吓或感到紧张吗？

6. 你会避开一些令你想起那件事的东西吗？（例如某些地方或场合）

7. 你会尝试不去谈论那件事吗？

8. 那件事的画面会在你脑海中出现吗？

9. 其他东西会不断地令你想起那件事吗？

10. 你会尝试不去想那件事吗？

11. 你会容易感到烦躁吗？

12. 就算是没有必要，你仍然会保持警觉性吗？

13. 你睡觉有问题吗？

量表解释：

适应年龄是学龄期（年龄 8 岁以上），包含 13 个条目，每一个条目用"完全没有、很少、有时、经常"作答，对应"0、1、3、5"计分，总分反映了 PTSD 的严重程度，范围是 0 ~ 65 分，划界分为 30 分。

30.10 汉密顿抑郁量表（HAMD）

量表：

1. 抑郁情绪 （感到悲伤、绝望、无依无靠、无用）	不存在——0 只在问到时才诉述——1 在言语中自发地表达——2 不用言语也可从表情、姿势、声音或欲哭中流露出这种情绪——3 病人的自发语言和非自发语言（表情、动作），几乎完全表现为这种情绪——4

2. 罪恶感	不存在——0 责备自己，感到自己已连累他人——1 认为自己犯了罪，或反复思考以往的过失和错误——2 认为目前的疾病，是对自己错误的惩罚，或有罪恶妄想——3 罪恶妄想伴有指责或威胁性幻觉——4
3. 自杀	不存在——0 觉得活着没有意义——1 希望自己已经死去，或常想到与死有关的事——2 消极观念（自杀念头）——3 有严重自杀行为——4
4. 入睡困难	没有困难——0 主诉有时有入睡困难，即上床后半小时仍不能入睡——1 主诉每晚均有入睡困难——2
5. 睡眠不深 （中段失眠）	没有困难——0 睡眠浅多噩梦——1 半夜（晚上 12 点以前）曾醒来（不包括上厕所）——2
6. 早醒（末 段失眠）	没有困难——0 有早醒，比平时早醒 1 小时，但能重新入睡——1 早醒后无法重新入睡——2
7. 工作和兴 趣	没有困难——0 提问时才诉述——1 自发地直接或间接表达对活动、工作或学习失去兴趣，如感到没精打采，犹豫不决，不能坚持或需强迫自己去工作或活动——2 病室劳动或娱乐不满 3 小时——3 因目前的疾病而停止工作，住院患者不参加任何活动或者没有他人帮助便不能完成病室日常事务——4
8. 迟缓（指思维和言语缓慢；注意力难集中，主动性减退）	正常思维和言语——0 精神检查中发现轻度迟缓——1 精神检查中发现明显迟缓——2 精神检查进行困难——3 完全不能回答问题（木僵）——4
9. 激越	没有——0 检查时表现得有些心神不定——1 明显的心神不定或小动作多——2 不能静坐，检查中曾站立——3 搓手，咬手指，扯头发，咬嘴唇——4

10. 精神性焦虑	没有——0 问到时才诉述——1 自发地表达——2 表情和言谈流露明显忧虑——3 明显惊恐——4
11. 躯体性焦虑	（指焦虑的生理症状，如胃肠道——口干、腹胀、腹泻、不消化、胃肠道痉挛、嗳气；心血管系统——心悸、头痛；呼吸系统——过度换气和叹息；尿频；出汗等。） 没有——0 轻度——1 中度（有肯定的上述症状）——2 重度（上述症状严重，影响生活或需加处理）——3 失能（严重影响生活和活动）——4
12. 胃肠道症状	无——0 食欲减退，但不需他人鼓励便自行进食——1 进食需他人催促或请求或需要应用泻药或助消化药——2
13. 全身性躯体症状	无——0 四肢、背部或颈部沉重感，背痛，头痛，肌肉疼痛，全身乏力或疲倦——1 上述症状明显——2
14. 性症状（如性欲丧失，月经紊乱）	无症状——0 轻度——1 重度——2 不能肯定，或该项对被评者不适合（不计入总分）
15. 疑病症	不存在——0 对身体过分关注——1 反复考虑健康问题——2 有疑病妄想——3 伴幻觉的疑病妄想——4
16. 自知力	承认抑郁和有病，或者现在没有抑郁——0 承认自己有病，但归于伙食太差、环境问题、工作过忙、病毒感染或需要休息等——1 完全否认有病——2
17. 体重减轻	体重未减轻——0 也许有与现在的病变有关的体重减轻——1 确实体重减轻——2

18. 昼夜变化型（白天重，晚上轻）	不——0 轻度——1 严重——2
19. 现实解体和人格解体（指非真实感或虚无妄想）	不存在——0 问及时才诉述——1 自发诉述——2 有虚无妄想——3 伴幻觉的虚无妄想——4
20. 类偏执狂症状	没有——0 有猜疑——1 有关系观念——2 有关系妄想或被害妄想——3 伴有幻觉的关系妄想或被害妄想——4
21. 强迫症（指强迫思维和强迫行为）	不存在——0 问及时才诉述——1 自发诉述——2
22. 能力减退感	无——0 仅于提问时方引出主观体验——1 病人主动表示能力减退感——2 需鼓励、指导和安慰才能完成病室日常事务或个人卫生——3 穿衣、梳洗、进食、铺床或个人卫生均需他人协助——4
23. 绝望感	无——0 有时怀疑"情况是否会好转"，但解释后能接受——1 持续感到"没有希望"，但解释后能接受——2 对未来感到灰心、悲观和绝望，解释后不能排除——3 自动反复诉述"我的病不会好了"或诸如此类的情况——4
24. 自卑感	无——0 仅在询问时诉述有自卑感"我不如他人"——1 自动诉述有自卑感"我不如他人"——2 病人主动诉述："我一无是处"或"低人一等"，与评2分者只是程度的差别——3 自卑感达妄想的程度，例如"我是废物"类似情况——4
得分	

量表解释：

一般采用交谈与观察的方式，0~8分，正常；9~19分，可能有抑郁；20~34分，肯定有抑郁；35 分以上，严重抑郁。

量表总分值仅作为参考而非绝对标准，还应根据临床症状来做出判断。

♥ 30.11　儿童抑郁障碍自评量表（DSRSC）

量表：

以下问题主要是为了了解你最近一周的感觉，按照你的真实感受，每一个条目用"无、有时、经常"作答，回答没有对错之分。

1. 我像平时一样盼望着许多美好的事物。

2. 我睡得很香。

3. 我感到我总是想哭。

4. 我喜欢出去玩。

5. 我想离家出走。

6. 我肚子痛。

7. 我精力充沛。

8. 我吃东西很香。

9. 我对自己有信心。

10. 我觉得生活没什么意思。

11. 我认为我所做的事都是令人满意的。

12. 我像平常那样喜欢各种事物。

13. 我喜欢与家里人一起交谈。

14. 我做噩梦。

15. 我感到非常孤单。

16. 遇到高兴的事我很容易高兴起来。

17. 我感到十分悲哀，不能忍受。

18. 我感到非常烦恼。

量表解释：

适用于 8～13 岁的儿童（有研究者认为可适用 8～16 岁），量表共有 18 个项目，按"没有"计 0 分、"有时"计 1 分、"经常"计 2 分三级评分。其中，"1、2、4、7、8、9、11、12、13、16"项目为反向计分，即"没有"计 2 分、"有时"计 1 分，"经常"计 0 分。将各项目分相加即为量表总分，15 分作为划界分，得分高表示存在抑郁情绪，分数越高抑郁情绪越重。

💗 30.12　汉密顿焦虑量表（HAMA）

量表：

1. 焦虑心境：担心、担忧，感到有最坏的事将要发生，容易激惹。 2. 紧张：紧张感、易疲劳、不能放松、情绪反应、易哭、颤抖、感到不安。 3. 害怕：害怕黑暗、陌生人、一人独处、动物、乘车或旅行及人多的场合。 4. 失眠：难以入睡、易醒、睡得不深、多梦、夜惊、醒后感疲倦。 5. 认知功能：或称记忆、注意障碍，注意力不能集中，记忆力差。 6. 抑郁心境：丧失兴趣、对以往爱好缺乏快感、抑郁、早醒、昼重夜轻。 7. 躯体性焦虑——肌肉系统：肌肉酸痛、活动不灵活、肌肉抽动、肢体抽动、牙齿打颤、声音发抖。 8. 躯体性焦虑——感觉系统：视物模糊、发冷发热、软弱无力感、浑身刺痛。 9. 心血管系统：心动过速、心悸、胸痛、血管跳动感、昏倒感、心搏脱漏。 10. 呼吸系统症状：胸闷、窒息感、叹息、呼吸困难。 11. 胃肠道症状：吞咽困难、嗳气、消化不良（进食后腹痛、腹胀、恶心、胃部饱感）、肠动感、肠鸣、腹泻、体重减轻、便秘。 12. 生殖泌尿神经系统症状：尿意频数、尿急、停经、性冷淡、早泄、阳痿。 13. 植物神经系统症状：口干、潮红、苍白、易出汗、起鸡皮疙瘩、紧张性头痛、毛发竖起。 14. 会谈时行为表现：（1）一般表现：紧张、不能松弛、忐忑不安，咬手指、紧紧握拳、摸弄手帕、面肌抽动、不宁顿足、手发抖、皱眉、表情僵硬、肌张力高、叹气样呼吸、面色苍白。（2）生理表现：吞咽、打呃、安静时心率快、呼吸快（20次/分以上）、腱反射亢进、震颤、瞳孔放大、眼睑跳动、易出汗、眼球突出。	1—无症状 2—轻 3—中度 4—重 5—极重

量表解释：

HAMA 的评分为 0~4 分，共 5 级："无症状"计 0 分；"轻"计 1 分；"中等"计 2 分；"重"计 3 分；"极重"计 4 分。

本量表除第 14 项需结合观察外，所有项目都根据病人的口头叙述进行评分。

总分 7 分以下没有焦虑，超过 7 分可能有焦虑，超过 14 分肯定有焦虑，超过 21 分明显焦虑，超过 29 分严重焦虑。

量表总分值仅作为参考而非绝对标准，还应根据临床症状来做出判断。

💗 30.13　儿童焦虑性情绪障碍筛查量表（SCARED）

量表：

请根据自己过去 3 个月的真实情况回答以下条目，每一个条目用"没有或几乎没有、部分存在、有或经常有"作答，回答没有对错之分。

1. 当害怕时会感到呼吸困难。

2. 在学校里感到头疼。

3. 不喜欢与自己不太熟悉的人在一起。

4. 不敢在外面过夜。

5. 害怕喜欢自己的人。

6. 受惊吓时有一种昏厥感。

7. 易紧张。

8. 爸爸妈妈走到哪儿会跟到哪儿。

9. 别人说我看上去紧张。

10. 与自己不太熟悉的人在一起感到紧张。

11. 在学校里胃疼。

12. 受惊吓时觉得自己要发疯。

13. 害怕独自睡觉。

14. 为成为一个好孩子而担心。

15. 受惊吓时觉得周围事物不真实。

16. 做关于父母碰到不幸的噩梦。

17. 担心去上学。

18. 受惊吓时心跳厉害。

19. 经常发抖。

20. 做关于自己碰到不幸的噩梦。

21. 担心某些事情会使自己筋疲力尽。

22. 受惊吓时大汗淋漓。

23. 是个"担心虫"。

24. 无缘无故地害怕。

25. 害怕自己单独待在家里。

26. 很难与自己不太熟悉的人交谈。

27. 害怕时会有喉咙塞住感。

28. 别人说我担心太多。

29. 不喜欢离开家。

30. 害怕出现焦虑或惊恐发作。

31. 担心不幸的事情会发生在父母身上。

32. 与不太熟悉的人在一起会感到害羞。

33. 对即将发生的事情担心。

34. 受惊吓时有一种被上抛的感觉。

35. 对自己做事的能力担心。

36. 害怕上学。

37. 对已经发生的事情担心。

38. 受惊吓时觉得头晕目眩。

39. 跟别的儿童或成人在一起时感到紧张，当他们看我时我必须做点什么（如大声朗读、讲话、游戏或体育活动）。

40. 对参加有许多不熟悉的人在场的聚会或其他场合感到紧张。

41. 害羞。

量表解释：

适用年龄 9～18 岁，41 个条目每一个条目"没有或几乎没有"计 0 分，"部分存在"计 1 分，"有或经常有"计 2 分计算总分，总分大于等于 23 分代表存在焦虑情绪，得分越高表示焦虑表现越严重。

♥ 30.14 危机干预 TAF 三维评估表

量表：

情感严重性量表

圈出与当事人对危机的反应最接近的量表值。

1	2	3	4	5	6	7	8	9	10
无受损	轻微受损		低度受损		中度受损		高度受损		严重受损
情绪稳定，在正常范围内波动。情感体验与日常活动内容匹配。	情感与环境相匹配。有短暂的、相对于环境少有夸张的消极情绪体验。情绪基本在当事人控制范围内。		情感与环境相匹配。但相对于环境稍有夸张的消极情感体验，其延续时间不断加长。当事人觉得情绪基本上还在自己的控制范围之内。		情感与环境不相匹配。长时间体验到强烈的消极情绪。情绪体验明显夸大，可能出现情绪不稳定。情绪需要努力才能加以控制。		消极情感体验明显夸大。情感体验明显与环境不相匹配。情绪波动不定且幅度大。消极情绪的爆发不是当事人的意志努力能控制。		情感解体或混乱。

行为严重性量表

圈出与当事人对危机的反应最接近的量表值。

1	2	3	4	5	6	7	8	9	10
无受损	轻微受损		低度受损		中度受损		高度受损		严重受损
应对行为与危机事件相匹配。当事人能正常执行日常生活任务。	偶尔表现出无效的应对行为。当事人能完成日常生活任务，但明显需要做出努力。		偶尔表现出无效的应对行为。当事人忽视一些日常生活任务，对其他生活任务的完成效率下降。		当事人应对行为无效，甚至是适应不良的。完成日常生活任务的能力明显下降。		当事人应对行为反倒使危机情景趋于恶化。完成日常生活任务的能力几乎完全丧失。		行为怪异，变幻莫测。当事人的行为对自己和（或）他人有害。

认知严重性量表

圈出与当事人对危机的反应最接近的量表值。

1	2	3	4	5	6	7	8	9	10
无受损	轻微受损		低度受损		中度受损		高度受损		严重受损
注意力完好。当事人表现出正常的问题解决能力和决策能力。当事人对危机事件的感知和解释与实际情况相符。	当事人思维内容集中于危机事件，但思维过程尚在意志控制范围内。问题解决能力受到轻微影响。对危机事件的感知和解释基本上与实际情况相符合。		注意力偶尔不集中。关于危机事件的思维的自控力下降。在问题解决及决策方面经常感到困难。当事人对危机事件的感知和解释在某些方面可能与实际情况不相符合。		注意力经常不能集中。关于危机事件的思维有强迫性，难以自控。问题解决能力及决策能力因强迫性思维、自我怀疑、疑虑不定等而严重受损。对危机事件的感知和解释几乎与实际情况明显不符。		陷于对危机事件的强迫性思维而难以自拔。问题解决能力和决策能力因强迫性思维、自我怀疑、疑虑不定等而严重受损。对危机事件的感知和解释几乎与实际情况不相干。		除危机事件外，基本上完全丧失注意力。因受强迫性思维、自我怀疑、疑虑不定等的影响，问题解决能力和决策能力几乎完全丧失。对危机事件的感知和解释达到曲解的程度，乃至于可能会对当事人产生悲剧性的影响。

量表解释：

危机干预 TAF 三维评估表是他评量表，现场心理救援者根据受灾者现场的情况，对其认知、情感和行为方面的变形进行 1 ~ 10 级的评分，总分为三项相加之和，评分遵循从高到低的筛查原则，即不符合高分者，再考虑相应的地方，3 ~ 12 分采用"非指导性干预"，13 ~ 22 分采用"合作性干预"，22 分以上采用"指导性干预"。以上结果为情况提示参考，并不代表诊断结果。

♥ 30.15　匹兹堡睡眠质量指数（PSQI）

量表：

一、下面一些问题是关于您最近 1 个月的睡眠情况，请选择填写最符合您近 1 个月实际情况的答案。请回答下列问题：

1. 近 1 个月，晚上通常（　　　）点钟上床睡觉。

2. 近 1 个月，从上床到入睡通常需要（　　　）分钟。

3. 近 1 个月，通常早上（　　　）点起床。

4. 近 1 个月，每夜通常实际睡眠（　　　）小时（不等于卧床时间）。

二、对下列问题请选择 1 个最适合您的答案。

5. 近 1 个月，因下列情况影响睡眠而烦恼：

a. 入睡困难（30 分钟内不能入睡）

（1）无　　（2）＜1 次/周　　（3）1 ~ 2 次/周　　（4）≥3 次/周

b. 夜间易醒或早醒

（1）无　　（2）＜1 次/周　　（3）1 ~ 2 次/周　　（4）≥3 次/周

c. 夜间去厕所

（1）无　　（2）＜1 次/周　　（3）1 ~ 2 次/周　　（4）≥3 次/周

d. 呼吸不畅

（1）无　　（2）＜1 次/周　　（3）1 ~ 2 次/周　　（4）≥3 次/周

e. 咳嗽或鼾声高

（1）无　　（2）＜1 次/周　　（3）1 ~ 2 次/周　　（4）≥3 次/周

f. 感觉冷

（1）无　　（2）＜1 次/周　　（3）1 ~ 2 次/周　　（4）≥3 次/周

g. 感觉热

（1）无　　（2）＜1 次/周　　（3）1 ~ 2 次/周　　（4）≥3 次/周

h. 做噩梦

（1）无　　（2）＜1 次/周　　（3）1 ~ 2 次/周　　（4）≥3 次/周

i. 疼痛不适

（1）无　　（2）＜1次/周　　（3）1～2次/周　　（4）≥3次/周

j. 其他影响睡眠的事情

（1）无　　（2）＜1次/周　　（3）1～2次/周　　（4）≥3次/周

如有，请说明：_____

6. 近1个月，总的来说，您认为自己的睡眠质量

（1）很好　　（2）较好　　（3）较差　　（4）很差

7. 近1个月，您用药物催眠的情况

（1）无　　（2）＜1次/周　　（3）1～2次/周　　（4）≥3次/周

8. 近1个月，您常感到困倦吗

（1）无　　（2）＜1次/周　　（3）1～2次/周　　（4）≥3次/周

9. 近1个月，您做事情的精力不足吗

（1）没有　　（2）偶尔有　　（3）有时有　　（4）经常有

睡眠质量得分（　　），入睡时间得分（　　），睡眠时间得分（　　），

睡眠效率得分（　　），睡眠障碍得分（　　），催眠药物得分（　　），

日间功能障碍得分（　　），PSQI总分（　　）。

量表解释：

PSQI用于评定受测者最近1个月的睡眠质量，由19个自评和5个他评条目构成，其中第19个自评条目和5个他评条目不参与计分，在此仅介绍参与计分的18个条目。18个条目组成7个成分，每个成分按0～3等级计分，累计各成分得分为PSQI总分，总分范围为0～21，得分越高，表示睡眠质量越差。以上结果为情况提示参考，并不代表诊断结果。

各成分含义及计分方法如下：

A睡眠质量：根据条目6的应答计分，"很好"计0分，"较好"计1分，"较差"计2分，"很差"计3分。

B入睡时间：

1. 条目2的计分为"≤15分"计0分，"16～30分"计1分，"31～60分"计2分，"≥60分"计3分。

2. 条目5a的计分为"无"计0分，"＜1周/次"计1分，"1～2周/次"计2分，"≥3周/次"计3分。

3. 累加条目2和5a的计分，累加分为0计0分，1～2计1分，3～4计2分，5～6计3分

C睡眠时间：

根据条目4的应答计分，"＞7小时"计0分，"6～7"计1分，"5～6"计2分，"＜5

小时"计 3 分。

D 睡眠效率：

1. 床上时间=条目 3（起床时间）－条目 1（上床时间）。

2. 睡眠效率=条目 4（睡眠时间）/床上时间×100%。

3. 成分 D 计分位，睡眠效率>85%计 0 分，75%～84%计 1 分，65%～74%计 2 分，<65%计 3 分。

E 睡眠障碍：

条目 5b 至 5j 的计分为"无"计 0 分，"<1 周/次"计 1 分，"1～2 周/次"计 2 分，"≥3 周/次"计 3 分。累加条目 5b 至 5j 的计分，累加分为 0 则成分 E 计 0 分，1～9 计 1 分，10～18 计 2 分，19～27 计 3 分。

F 催眠药物：

根据条目 7 的应答计分，"无"计 0 分，"<1 周/次"计 1 分，"1～2 周/次"计 2 分，"≥3 周/次"计 3 分。

G 日间功能障碍：

1. 根据条目 8 的应答计分，"无"计 0 分，"<1 周/次"计 1 分，"1～2 周/次"计 2 分，"≥3 周/次"计 3 分。。

2. 根据条目 9 的应答计分，"没有"计 0 分，"偶尔有"计 1 分，"有时有"计 2 分，"经常有"计 3 分。

3. 累加条目 8 和 9 的得分，累加分为 0 则成分 G 计 0 分，1～2 计 1 分，3～4 计 2 分，5～6 计 3 分。

PSQI 总分=成分 A+成分 B+成分 C+成分 D+成分 E+成分 F+成分 G

评价等级：

0～5 分：睡眠质量很好。

6～10 分：睡眠质量还行。

11～15 分：睡眠质量一般。

16～21 分：睡眠质量很差。

30.16 睡眠状况自评量表（SRSS）

量表：

1. 您觉得平时睡眠足够吗？

①睡眠过多了　②睡眠正好　③睡眠欠一些　④睡眠不够　⑤睡眠时间远远不够

2. 您在睡眠后是否已觉得充分休息过了？

①觉得充分休息过了　②觉得休息过了　③觉得休息了一点　④不觉得休息过了

⑤觉得一点儿也没休息

3. 您晚上已睡过觉，白天是否打瞌睡？

①0～5 天   ②很少（6～12 天）   ③有时（13～18 天）   ④经常（19～24 天）

⑤总是（25～31 天）

4. 您平均每个晚上大约能睡几小时？

①≥9 小时   ②7～8 小时   ③5～6 小时   ④3～4 小时   ⑤1～2 小时

5. 您是否有入睡困难？

①0～5 天   ②很少（6～12 天）   ③有时（13～18 天）   ④经常（19～24 天）

⑤总是（25～31 天）

6. 您入睡后中间是否易醒？

①0～5 天   ②很少（6～12 天）   ③有时（13～18 天）   ④经常（19～24 天）

⑤总是（25～31 天）

7. 您在醒后是否难以再入睡？

①0～5 天   ②很少（6～12 天）   ③有时（13～18 天）   ④经常（19～24 天）

⑤总是（25～31 天）

8. 您是否多梦或常被噩梦惊醒？

①0～5 天   ②很少（6～12 天）   ③有时（13～18 天）   ④经常（19～24 天）

⑤总是（25～31 天）

9. 为了睡眠，您是否吃安眠药？

①0～5 天   ②很少（6～12 天）   ③有时（13～18 天）   ④经常（19～24 天）

⑤总是（25～31 天）

10. 您失眠后心情（心境）如何？

①无不适   ②无所谓   ③有时心烦、急躁   ④心慌、气短

⑤乏力、没精神、做事效率低

量表解释：

此量表适用于筛选不同人群中有睡眠问题者，SRSS 共有 10 个项目，每个项目分 5 级评分（1～5），评分越高，说明睡眠问题越严重。此量表最低分为 10 分（基本无睡眠问题），最高分为 50 分（最严重）。以上结果为情况提示参考，并不代表诊断结果。每个问题希望引出的症状如下：

1. 您觉得平时睡眠足够吗？（睡眠时间不足）

2. 您在睡眠后是否觉得已充分休息过了？（睡眠质量不高）

3. 您晚上已经睡过觉，白天是否打瞌睡？（睡眠不足或觉醒不够）

4. 您平时每个晚上大约能睡几小时？（睡眠时间）

5. 您是否有入睡困难？（入睡困难）

6. 您入睡后中间是否易醒?(睡眠不稳)

7. 您醒后是否难以再入睡?(早醒)

8. 您是否多梦或常被噩梦惊醒?(多梦或梦魇、夜惊)

9. 为了睡眠,您是否吃安眠药?(服药情况)

10. 您失眠后心境如何?(睡眠态度和失眠后生理心理反应)

♥ 30.17　压力知觉量表(PSS-10)

量表:

在过去一个月里,您生活中以下症状出现的频率有多少?在回答问卷时请不要与任何人讨论,如您不能确定该如何回答问题,请尽量给出您认为最恰当的回答。

	从不	偶尔	有时	时常	总是
1. 因为发生意外的事情而感到心烦意乱。	0	1	2	3	4
2. 感到无法掌控生活中重要的事情。	0	1	2	3	4
3. 感到神经紧张或"快被压垮了"。	0	1	2	3	4
4. 对自己处理个人问题的能力感到有信心。	0	1	2	3	4
5. 感到事情发展和你预料的一样。	0	1	2	3	4
6. 发现自己无法应付那些你必须做的事情。	0	1	2	3	4
7. 能够控制自己的愤怒情绪。	0	1	2	3	4
8. 感到处理事情得心应手(事情都在控制中)。	0	1	2	3	4
9. 因为超出自己控制能力的事情感到愤怒。	0	1	2	3	4
10. 感到问题堆积如山,已经无法逾越。	0	1	2	3	4

量表解释:

压力知觉量表用来评估个体自身感受到的生活中难以控制、难以预测或超负荷的情况。该问卷共 10 个条目,每个条目分为 0~4 共 5 级评分,第 4、5、7、8 条目为反向计分。量表总分为各条得分的总和(0~40),分数越高提示感受的压力水平越高。

♥ 30.18　创伤后应激障碍简单初筛表(PTSD-7)

量表:

下表中的问题和症状是人们对一些紧张生活经历的反应。请仔细阅读,根据您最近 1 个月的实际感受,选择"是"或"否",回答没有对错之分,请依据您的实际情况作答。

1. 你是否回避到某些地方、某些人或某些活动，以免提醒你回想起创伤的经历？	是	否
2. 你是否对曾经重要的或感兴趣的活动失去兴趣？	是	否
3. 你是否感到与其他人在情感上有距离或感到孤独？	是	否
4. 你是否很难感受到被爱或对别人表示爱？	是	否
5. 你是否感到对未来做计划根本没意思？	是	否
6. 你是否比往常更难以入睡或保持熟睡？	是	否
7. 你是否变得特别敏感或易于因周围平常的声音或动作而受到惊吓？	是	否

量表解释：

此量表为自评量表，共 7 个条目，5 条为回避和麻木症状，2 条为过度警觉症状，评分均采用"0"或"1"。"1"表示在过去 1 月内存在症状，"0"表示症状不存在。以 4 分作为临界值，定义 PTSD 可疑阳性个体。

♥ 30.19　助人者情绪风险量表

量表：

帮助别人会让你与他们的生活发生直接的联系。当你经历了助人事件后，你对被助者的同情会同时产生正面和负面的效应。我们想就你的经历询问一些问题，包括作为一个助人者的正面和负面的经历，请就你目前的状态考虑以下问题，回答没有对错之分，请依据您的实际情况作答。

请从"从没有=0；很少=1；有一些=2；较多=3；经常=4；总是=5"中选择一个最接近你最近 30 天状态的数字，填写在每个问题的括号里。

1. 我感到快乐。（　　　　）

2. 我的精力不只倾注于每一位被助者。（　　　　）

3. 能够帮助别人使我感到满足。（　　　　）

4. 我感到与别人有联系。（　　　　）

5. 我被意外的声音所惊吓。（　　　　）

6. 在帮助别人时我感受到鼓舞。（　　　　）

7. 作为一个助人者，我感到很难将自己个人生活与助人生活区分开来。（　　　　）

8. 我所帮助的人的创伤性经历使我失眠。（　　　　）

9. 我想我受被助者的创伤性经历影响了。（　　　　）

10. 我被助人者这份工作束缚住了。（　　　　）

11. 由于我的助人者工作，我感到自己对很多事情都很紧张。（　　　）

12. 我喜欢助人者这份工作。（　　　）

13. 从事助人者工作让我感到压抑。（　　　）

14. 我感到自己在体验被助者的创伤。（　　　）

15. 我拥有可以支撑自己的信念。（　　　）

16. 对于自己能够不断拥有助人者的技巧和方法，我感到高兴。（　　　）

17. 我就是自己要成为的那种人。（　　　）

18. 我的助人者工作让我感到很满足。（　　　）

19. 由于从事助人者这份工作，我感到精疲力竭。（　　　）

20. 对于那些被助者以及我如何帮助他们，我有恰当的想法和感受。（　　　）

21. 对于我所要处理的工作量以及病例数，我感到不堪重负。（　　　）

22. 我相信我的工作是有用的。（　　　）

23. 我回避某些情境与活动，因为那会让我想起被助者的可怕经历。（　　　）

24. 我为自己能够帮助别人感到骄傲。（　　　）

25. 由于我从事助人者工作，我经常会突然冒出令人恐惧的想法。（　　　）

26. 由于这份助人者工作，我陷入了困境。（　　　）

27. 我感到自己是一个成功的助人者。（　　　）

28. 我不能回忆起与创伤受害者工作的重要部分。（　　　）

29. 我是一个非常敏感的人。（　　　）

30. 我高兴能够选择这份助人者工作。（　　　）

量表解释：

同情满意问卷：3、6、12、16、18、20、22、24、27、30 各项分数相加为总分。

枯竭问卷：1、4、8、10、15、17、19、21、26、29 各项分数相加为总分。（1、4、15、17 为反向计分题，0=0、1=5、2=4、3=3，然后再相加计算总分）

创伤/同情疲乏问卷：2、5、7、9、11、13、14、23、25、28 各项分数相加为总分。

当同情满意维度总分≤32 分，同情疲劳维度总分≥23 分，且枯竭维度总分≥18 分时，即为高风险；反之则为低风险。

♥ 30.20 睡眠卫生教育指南

1. 你只要睡到能在第二天恢复精力即可：限制在床上的时间能帮助整合和加深睡眠；在床上花费过多的时间会导致片段睡眠和浅睡眠；不管你睡了多久，第二天规律地起床。

2. 每天同一时刻起床，1 周 7 天全是如此：早晨同一时间起床会带来同一时间就寝，能帮助建立人体的"生物钟"。

3. 规律锻炼：制定锻炼时刻表，注意不要在睡前 2 ~ 3 小时内进行体育锻炼以避免过度疲劳或兴奋。适当的有规律的锻炼可以帮助减轻入睡困难并加深睡眠。

4. 确保卧室环境舒适且不受光线和声音的干扰：舒适安静的睡眠环境能帮助减少夜间觉醒的可能性。保持卧室温度适宜；尽量关门并拉上窗帘，必要时铺上地毯；有时候不太强烈的噪声也会影响睡眠质量（如开着电视机或收音机睡觉）。

5. 规律进餐，不要空腹上床：饥饿可能会影响睡眠。睡前进食少量零食（尤其是碳水化合物）能帮助入睡，但避免进食过多或进食过于油腻及难以消化的食物。

6. 睡前避免过度饮用饮料：为了避免夜间尿频而起夜，应避免就寝前喝太多饮料。

7. 睡前避免喝茶和咖啡等容易引起兴奋的饮料或食品：咖啡因类饮料和食品（咖啡、茶、可乐、巧克力）会引起入睡困难、夜间觉醒及浅睡眠。

8. 避免饮酒，尤其是在夜间：尽管饮酒能帮助紧张的人入睡，但之后会引起夜间觉醒。

9. 吸烟可能影响睡眠：尼古丁是一种兴奋剂，当有睡眠障碍时尽量不要在夜间抽烟。

10. 别把问题带到床上：烦恼会干扰入睡并导致浅睡眠，尽可能在睡前解决问题或制定第二天的计划。

11. 不要试图入睡：当你躺在床上但无法入眠时千万不要强迫自己睡着，这样只会将问题变得更糟。相反，你可以打开灯、离开卧室并做一些其他的事情让自己平静下来（如听轻音乐、阅读等），直到有睡意或感到困倦时再上床，注意不要做过于兴奋的活动。

12. 不要经常看表或闹钟：反复看时间会引起愤怒、担心和挫败感，这些情绪会干扰睡眠。

13. 避免白天打盹：白天保持清醒状态有助于夜间睡眠。

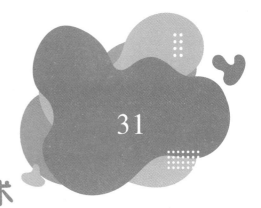

心理自助技术

31

31.1 呼吸放松训练指导语参考

1. 放松训练解释

创伤事件容易引起人们的焦虑和恐惧，也会造成躯体的紧张与不适。放松训练可以帮助受灾者从紧张状态松弛下来。放松训练的直接目的是放松肌肉，最终目的是使整个有机体活动水平降低，调整来访者因压力事件及创伤性事件造成的生理、心理功能失调，达到心理上的松弛，从而使来访者保持心理平衡与稳定。

现场心理救援者对受灾者可以这么介绍：放松训练与中国的气功、太极拳、站桩功、坐禅等相似，有助于全身肌肉放松，促进血液循环，平稳呼吸。放松训练比气功等更简便易行，不需要花费很多时间来学习。这些训练对于应付紧张、焦虑、不安、气愤的情绪非常有用，可以帮助人们振作精神、恢复体力、消除疲劳、稳定情绪。

2. 放松训练准备工作

环境要保持安静，光线柔和，尽量减少无关刺激，以保证放松的顺利进行。请受灾者选择最舒适的姿势。

坐姿：坐在椅子上，身体挺拔，腹部微微收缩，双脚着地，双目微闭。

卧姿：平躺在床上或沙发上，双脚伸直并拢，双手自然伸直，放在身体两侧，双目微闭。

站姿：双脚与肩同宽，双手自然下垂，双目微闭。

3. 放松训练注意事项

在进行放松训练时，首先要让来访者感觉舒适安全。第一次训练时现场心理救援者可以做示范，减轻受灾者焦虑并提供模仿信息。

指导语有口头和录音两种，最开始练习时，口头指导语更易被接受。现场心理救援者语速语调要平稳、流畅、温柔。

指导用语遵循简单、重复和可预期的原则。语言尽量简单，这样可以让受灾者的注意力从现场心理救援者的语言上转移到对自身躯体的感受上。反复使用同样的词语，来访者可以预知治疗师接下来要说什么，这样的预期性可以让来访者获得安全感。

可联合使用多种放松方法，但不宜过多，放松训练对易受暗示的受灾者效果更好。

放松时应集中精神避免干扰。放松训练结束时，注意不要让来访者突然清醒和睁开眼睛，要注意逐步唤醒。

放松训练关键是放松，既强调身体的放松，更强调精神的放松。

对经历创伤事件后不久，情绪和心理还没有稳定下来，处于应激反应期的受灾者，不建议使用想象放松，他们通常在理性状态下能够控制情绪，但一旦进入意识转换状态后，很可能情绪失控，想象放松可能对其造成二次伤害。

4. 指导语

轻轻地闭上眼睛，放松头顶，放松眉心，眼球脸颊都放松，带着轻轻的微笑，放松舌头和牙齿，脖子肩膀也放松，把注意力放在自己的呼吸上面，专注于自己的呼吸上面。让你的头和颈部在肩膀上保持平衡直立，整个躯干直而不僵，双手分别放在两个膝盖上，或者舒适地合放在腿上，双肩放松下垂，臀部安稳地支撑着你的上身，觉察到它和垫子或椅子接触的感觉，也就是说尽可能地让自己坐得像一座山。全然地关注你的身体，安稳地坐着，这个姿势本身就有一种提升的感觉，然后当你准备好的时候，就开始觉察到你正在呼吸着，把你的注意力放在你的腹部上，注意它随着吸气而扩展，随着呼气而下沉，或者注意到气息进入或离开鼻腔的过程，然后就去感受你的呼吸进入你的身体，再离开你的身体。吸气的时候从头到尾跟随自己吸进去的气息，呼气的时候也从头到尾跟随自己呼出去的信息，只需要跟随自己身体自然呼吸的节奏，无需任何的控制，就在吸气的时候从头到尾跟随着气息，感觉气息进入身体，氧气进入身体，滋养身体每一个细胞。呼气的时感觉身体不需要的浊气，都随着我们呼出去的气息排出体外，身体越来越放松。

让我们就这样保持着对呼吸的觉知，接下来几分钟享受着自己的呼吸。留意你现在的注意力在哪里，如果注意力分散了，没关系，就在此刻，轻轻而坚定地把自己的注意力带回到此刻的吸气。每一刻都是重新开始，任何时候我们都可以回到此刻的吸气或此刻的呼气。吸气的时候从头到尾跟随自己吸进去的气息，感受氧气充满身体每一个细胞，滋养身体每一个细胞。呼气的时候感觉身体每一个细胞都会放松。尽你所能地去关注你呼吸的感觉，一个瞬间，又一个瞬间，又一个瞬间，像是驾驭着一起一伏的波浪，就坐在这里，关注每一个呼吸，每一个呼吸，尽可能地去接近每一次空气进入身体的整个持续过程，以及每一个呼气空气离开身体的整个过程。随着呼吸的流动和改变去感受你的呼吸，一个瞬间，又一个瞬间，又一个瞬间。在整个练习过程中，最好一直让身体的某一个部位和呼吸在一起，如果你一开始注意的是腹部或者鼻腔，那么建议你一直关注那个部位，感受你呼吸的感觉，而不用在各处转移注意力。这样我们就在培养对呼吸的熟悉，培养更稳定的注意力，所以就让每一个呼吸随着它自然的节奏进、出，感受空气进入身体并离开的感觉，一个瞬间，又一个瞬间，又一个瞬间。

当然，你可能很快会发现保持注意力在呼吸上并不那么容易，或许你的思绪总是飘到过去或者未来、计划或者担心、喜欢或者不喜欢、白日梦或者幻想、不耐心或者无聊，你甚至会犯困，这完全是正常的。当你注意到你的注意力不在呼吸上的时候，就注意一下你的思绪在那一刻去了哪里，并且温和地把它放下。不管它是什么，不要将它推开，而是注意一下它，顺其自然，然后把我们的呼吸重新带回到腹部或者鼻腔上，回到这一个呼吸上，然后再一次将呼吸的重心保持在觉知的范围里，每当我们觉察到思绪去了别的地方的时候，温和并耐心地想一想我们的心念此时此刻在哪里，不管它是什么，稍微做一个标记，比如思考，或者计划，或者担心。不用对我们自己有任何的苛刻、批评或者评判，我们只是简单地注意到出现的是什么。心念就像大海的波浪，会一起一伏，永远也不要让它停下来，尝试关闭你的思考，或者让你的大脑一片空白，熟悉自己心念的本质和运作的方式，培养一种和呼吸之间更深的联系。通过温和的观察，安稳地存在于觉知之中，这种觉知比思考更强大，更有智慧，也往往比思考更友善。我们的觉知力持续地生长着，让每一次吸气都成为一个新的开始，每一次呼气成为一次全然的放下。

现在就坐在这里，像山一样，全然觉醒，温和地安住在觉知当中，不去强迫任何事，而是尽可能地在每一个瞬间，都随着空气进入身体，离开身体，和呼吸在一起。当我们有时走神了，一次又一次地回到呼吸上，就这样，坐在这里。很快，你会听到铃声，作为这一次静坐冥想练习的结束，如果你今天打算做后面更多的静坐练习，那么，就在铃声之中继续，保持无间隙的，每一个瞬间到每一个瞬间的距离。如果不是这样，请让铃声作为这次正念练习结束的信号，并保持着正念地完成这个练习。

♥ 31.2　儿童青少年肌肉放松训练指导语参考

放松训练要用儿童青少年能理解和接受的方式，比如肌肉放松训练的引导词就可以参考下文的示例：

现在，我要教各位小朋友一种肌肉放松的技术，这个方法可以帮助你学习放松的技巧，让你的身体、肌肉不再那么紧张，能够慢慢地放松下来。刚开始的时候，你也许会觉得有些好笑或者有点困难，不必担心，只要注意老师的指示，按照老师的话去做就可以了。

下面有几件事要特别注意：

要尽力、准确地照老师所说的指示去做；注意自己的身体肌肉在拉紧和放松的时候有什么不同的感觉；必须要时常练习，越常练习，就越能够放松。

首先，取下你的眼镜或隐形眼镜，把腰带或其他紧绷的衣服打开，找一个地方让自己舒服地躺或坐下来，双眼轻轻闭上，把手臂放在身体的两边，手打开，手心向上。

1. 手和手臂

现在把注意力放在右手上，慢慢地握拳，……慢慢地用力……再用力，……继续用力握紧，……继续用力，……更用力。好，现在请你慢慢地放松下来，……慢慢地放松下来，……继续放松，……继续放松，……继续放松。掌心向上，去感觉放松的右手，是不是有一些麻麻的、放松的感觉？

现在换左手，慢慢地握拳，……慢慢地用力，……再用力，……继续用力握紧，……继续用力，……更用力。好，现在请你慢慢地放松下来，……慢慢地放松下来，……继续放松，……继续放松，……继续放松。掌心向上，去感觉放松的左手，是不是有一些麻麻的、放松的感觉？

2. 手臂和肩膀

现在想象你是一只毛茸茸、懒惰的猫咪，阳光真是温暖，不由得想伸个懒腰。现在把手臂抬高，……平放在耳朵边，慢慢地用力向上伸，……用力，……再用力，……再用力些。好，现在慢慢地放松，……放松，……放松，……再放松。

3. 肩膀和脖子

现在想象你是一只胆小的乌龟，正在沙滩上漫步，突然来了一只大螃蟹，把你吓得躲进壳里去。现在把你的脖子缩起来，让耳朵越靠近肩膀越好，慢慢地缩起来，……再缩，……再缩进去一点，……再用力一些。……好，慢慢地放松，……放松，……再放松，感觉脖子和肩膀的肌肉有些什么变化？

4. 嘴部和牙齿

现在想象有一个好大好硬的口香糖，张开嘴巴咬住它，现在请你用牙齿慢慢用力咬紧它，……继续用力，……继续用力，……继续用力。好，现在请你慢慢地放松下来，慢慢地放松下来，……继续放松，……继续放松，……继续放松。一面放松，一面感觉嘴巴旁边的肌肉慢慢地放松开来。

5. 脸部和鼻子

现在，想象你的鼻子上方飞来了一只讨厌的苍蝇，可是又不能用手去赶它，只好皱起你的鼻子试着把它赶走。现在慢慢地皱起鼻子，用力，继续用力，再用力。好，现在苍蝇已经飞走，慢慢地放松下来，放松，……再放松，……再放松。

6. 肚子

哇！现在你旁边来了一只好可爱的小象，它踩着沉重的步伐慢慢地靠近你，可是你已经来不及跑掉了。现在把注意力放在你的肚子上，想办法让肚子变硬，让肚子的肌肉拉紧，用力，……再用力，……继续用力，……继续用力。……好，现在小象已经离开了，请你慢慢地放松下来，慢慢地放松下来，……继续放松，……继续放松，……继续放松……

♥ 31.3 肌肉放松训练指导语参考

1. 治疗原理概述

心理紧张和躯体紧张是并存的，只要学会了肌肉放松技术，就能控制心理紧张。

2. 治疗过程概述

肌肉放松训练是一项技术训练，掌握技巧后能学会放松绷紧的各部位肌肉，训练时要注意体验紧张和放松时的感觉。想要掌握好放松技巧，需做大量、反复的练习。掌握这项技术后，当你感到紧张时，就可以自我引导放松肌肉。练习只有三个步骤：让你的肌肉处于紧张状态，注意这种紧张的感觉；保持这种紧张感 10 秒钟，然后放松 5 ~ 10 秒；体验放松时肌肉的感觉。

3. 指导语

我现在来教大家怎样使自己放松。为了做到这一点，我会让你先紧张起来，然后放松全身肌肉。紧张及放松的意义在于让你体验到放松的感觉，从而学会如何保持松弛的感觉。

下面我将使你全身肌肉逐渐紧张和放松，从手部开始，依次是上肢、肩部、头部、颈部、胸部、腹部、下肢，直到双脚，依次对各组肌群进行先紧后松的练习，最后达到全身放松的目的。

深吸一口气，保持一会儿。（停 10 秒）

好，请慢慢地把气呼出来，慢慢地把气呼出来。（停 5 秒）

现在我们再做一次。请你深深吸进一口气，保持一会儿，再保持一会。（停 10 秒）

现在，请伸出你的前臂，握紧拳头，用力握紧，体验你手上的感觉。（停 10 秒）

好，请放松，尽力放松双手，体验放松后的感觉。你可能感到沉重、轻松、温暖，这些都是放松的感觉，请你体验这种感觉。（停 5 秒）

我们现在再做一次。（同上）

现在弯曲你的双臂，用力绷紧双臂的肌肉，保持一会儿，体验双臂肌肉紧张的感觉。

（停 10 秒）

好，现在放松，彻底放松你的双臂，体验放松后的感觉。（停 5 秒）

我们现在再做一次。（同上）

现在，开始练习如何放松双脚。（停 5 秒）

好，让你的双脚紧张起来，脚趾用力绷紧，用力绷紧，保持一会儿。（停 10 秒）

好，放松，彻底放松你的双脚。

我们现在再做一次。（同上）

现在开始放松小腿部肌肉。（停 5 秒）

请将脚尖用劲向上翘，脚跟向下向后紧压，绷紧小腿部肌肉，保持一会儿，保持一会儿。（停 10 秒）

好，放松，彻底放松。（停 5 秒）

我们现在再做一次。（同上）

现在开始放松大腿部肌肉。

请用脚跟向前向下紧压，绷紧大腿肌肉，保持一会儿，保持一会儿。（停 10 秒）

好，放松，彻底放松。（停 5 秒）

我们现在再做一次。（同上）

现在开始注意头部肌肉。

请皱紧额部的肌肉，皱紧，保持一会儿，保持一会儿。（停 10 秒）

好，放松，彻底放松。（停 5 秒）

现在，请紧闭双眼，用力紧闭，保持一会儿，保持一会儿。（停 10 秒）

好，放松，彻底放松。（停 5 秒）

现在，转动你的眼球，从上，到左，到下，到右，加快速度；好，现在从相反方向转动你的眼球，加快速度；好，停下来，放松，彻底放松。（停 10 秒）

现在，咬紧你的牙齿，用力咬紧，保持一会儿，保持一会儿。（停 10 秒）

好，放松，彻底放松。（停 5 秒）

现在，用舌头使劲顶住上腭，保持一会儿，保持一会儿。（停 10 秒）

好，放松，彻底放松。（停 5 秒）

现在，请用力将头向后压，用力，保持一会儿，保持一会儿。（停 10 秒）

好，放松，彻底放松。（停 5 秒）

现在，收紧你的下巴，用颈向内收紧，保持一会儿，保持一会儿。（停 10 秒）

好，放松，彻底放松。（停 5 秒）

我们现在再做一次。（同上）

现在，请注意躯干部肌肉。（停 5 秒）

好，请往后扩展你的双肩，用力往后扩展，保持一会儿，保持一会儿。（停 10 秒）

好，放松，彻底放松。（停 5 秒）

我们现在再做一次。（同上）

现在上提你的双肩，尽可能使双肩接近你的耳垂，用力上提，保持一会儿，保持一会儿。（停 10 秒）

好，放松，彻底放松。（停 5 秒）

我们现在再做一次。（同上）

现在向内收紧你的双肩，用力内收，保持一会儿，保持一会儿。（停 10 秒）

好，放松，彻底放松。（停 5 秒）

我们现在再做一次。（同上）

现在，请向上抬起你的双腿（先左后右或是先右后左均可），用力上抬，弯曲你的腰，用力弯曲，保持一会儿，保持一会儿。（停 10 秒）

好，放松，彻底放松。（停 5 秒）

我们现在再做一次。（同上）

现在，请让臀部的肌肉紧张起来，会阴部用力上提，用力，保持一会儿，保持一会儿。（停 10 秒）

好，放松，彻底放松。（停 5 秒）

我们现在再做一次。（同上）

这就是整个渐进性肌肉放松训练过程。现在，请感受你身上的肌群，从下向上，全身每一组肌肉都处于放松状态。（停 10 秒）

请进一步注意放松后的感觉，此时你有一种温暖、愉快、舒适的感觉，并将这种感觉尽量保持 1~2 分钟。（停 1 分钟）

♥ 31.4　想象放松训练指导语参考

想象放松是放松训练的一种方法，它主要是通过想象一些宁静、令人心旷神怡的画面或场景以达到放松身心的目的。

经常进行放松训练可以增强记忆、稳定情绪、提高学习效率，长期坚持训练还可以改善人的性格，消除不健康的行为，对焦虑症、强迫症、恐惧症等神经症有良好的治疗效果，甚至对一些身心疾病也有广泛的治疗作用，对于缓解紧张的心理压力更是效果显著。

1. 指导语1

准备好了吗？

好，现在深深地吸气，慢慢地呼气，再来一遍，深深地吸气，慢慢地呼气，再来一遍，深深地吸气，慢慢地呼气。

好！春天来了，一片鸟语花香的美丽景色，你静静地躺在床上，心情舒适而愉快地享受春天带给你的欢乐与愉悦。

一束温暖的阳光暖暖地照在你的头顶，你觉得头部放松了特别安逸舒服，这股暖流从整个头部慢慢地流向你的额头，你紧锁的眉头舒展开了（请仔细体会一下眉头舒展之后放松的感觉，你觉得好舒服好轻松），你觉得额头凉丝丝的，脸上的每一块肌肉都特别放松，你觉得舒服极了。

这股暖流从整个头部流到颈部、颈椎，你觉得颈部放松了，颈椎放松了，血液流动非常流畅，慢慢地这股暖流流向你的双肩，你的双肩放松了，每一块肌肉都得到放松，特别舒展，血液很流畅，暖暖的，非常舒服。

这种温暖的感觉流向你的前臂，你的前臂放松了，又慢慢地流向你的小臂，你的小臂放松了，然后顺着你的手掌心慢慢流向你的手指尖，你的手心暖暖的，请你体验一下手心温暖的感觉，非常温暖，非常放松。

你再重新体验一下这股暖流从头顶慢慢流向你的双眉、额头，脸部的每一块肌肉都得到了放松，顺着你的颈部、颈椎、双肩一直流向你的手指尖，所有的疲惫都从你的手指尖流走了。

这股暖流流向你的前胸后背，整个前胸后背的肌肉都特别放松，你胃里的不舒服、炎症在慢慢地消除，你的感觉好极了，腰部非常的舒服，非常的放松。

整个髋关节都非常的放松，臀部的每一块肌肉都得到彻底的放松，这股暖流从你的头部慢慢地流向你的额头、双眉，你脸上的每一块肌肉都特别地舒展，你的颈部、颈椎、腰部都特别的舒服，整个身体都感觉非常的放松，请你体会一下这种放松后的舒服愉快的感觉。

请你把注意力放到你的前额，你的前额非常的放松，你试试看，体验一下这种舒服愉快的感觉。你紧锁的双眉舒展开了，你的前额凉丝丝的，头脑空空的，你大脑中的每一个神经细胞都得到了最好的休息，你的精神非常的愉快、放松，身心舒畅。

现在请你把注意力集中到你的大腿上，这股暖流慢慢地流向你的大腿，你大腿上的每一块肌纤维都非常的放松，你的膝关节也放松了，这股暖流顺着你的膝关节慢慢地流向你的小腿，你的小腿放松了，踝关节放松了，脚后跟脚掌心非常放松，体验一下脚掌心那舒适放松的感觉，非常的舒适，慢慢的这股暖流流向你的脚趾尖，你的脚趾尖非常的放松。

现在从头到脚再来一遍。现在你的头部放松了，体验一下头部放松的感觉；你紧锁的眉头放松了，紧锁的眉头舒展开了；你的颈部放松了，你的颈椎放松了，你的双肩也放松了，你的手臂放松了，一股暖流顺着你的手臂流向你的手心、流向你的手指尖，所有的疲惫、烦恼都从你的手指尖流走了。

当这种烦恼和疲惫都消失了的时候，你有一种无拘无束的感觉，感觉真的好极了。

你的胸部放松了，你的躯干放松了，尤其是你的颈部、颈椎、双肩、腰部都非常的放松，你体验到一种从未有过的放松感觉。你的髋关节放松了，你的臀部放松了，你身上所有的肌肉都非常非常的放松，请你慢慢地体验，好舒服好轻松！

现在你觉得浑身放松，心情舒畅，就像躺在湖面上随风飘荡的小船上一样，暖风徐徐吹过你的整个身躯，还有一丝淡淡的水草的香味，你闭上眼睛，深深地陶醉在水波荡漾的美丽风景中，你觉得心胸特别的宽广，心情特别的愉快！全身的肌肉非常的放松。

好，现在请你慢慢体验一下这种放松后愉悦的感觉。现在你觉得浑身特别、特别的放松，心情特别、特别的愉快，你觉得舒服极了！

现在你觉得浑身都充满了力量，心情特别的愉快，你的头脑清醒，思维敏捷，反应灵活，眼睛也非常的有神气，你特别想下来走走，散散步，听听音乐。

准备好了吗？好，请你慢慢地睁开眼睛，你觉得头脑清醒，思维敏捷，浑身都充满了力量，你想马上起来出去散散步。

2. 指导语 2

现在请你躺好，轻轻地闭上你的眼睛，随着这优美的音乐，让心情慢慢平复，让你的身体慢慢地全面放松下来……放松……

现在你已经完全放松了，你内心平静自然，心无杂念。

此时此刻，你的心灵慢慢升起，离开你的躯体，来到一片风景优美的草地上。这是一个初夏的午后，你迎着轻轻的微风，缓缓地走在这一望无际的绿油油的草地上，草地上点缀的星星点点的小花随着轻风微微地点着头。你来到不远处的小湖边，湖心一片连绵的荷叶浮在清澈的水面上，含苞待放的荷花婀娜地立在其间，偶有几只蜻蜓点水飞过，湖面便荡起圈圈涟漪。

此时，你看着眼前的美景感觉你的身心豁然开朗，有一种非常舒适的感觉在你的身体里蔓延开来。你席地而坐，慢慢地躺在柔软的草地上，你闭上眼睛，享受着美妙的时刻。你深深地吸了一口气，略带花草香味、清新的空气一直渗入你的心里，渗入你身上的每一个细胞，你整个身心都慢慢地、慢慢地融入美丽的大自然之中。暖暖的阳光温柔地照在你的身上，微风轻轻地拂过你的脸庞，此时你的一切烦恼、忧愁、恐惧、沮丧，在这阳光的照射和微风的吹拂下都一去不复返了，你感到自己的身心非常放松，非常的安逸，非常的舒适。

湛蓝的天空中飘着几朵白云，轻盈如棉絮般，你感觉你坐在了一片白云上，随着它慢慢漂移，你感到绵软而踏实、自由自在、无拘无束，你的内心充满了宁静祥和，一种舒适平安的感觉慢慢地聚集到你的心里，你感觉到自己的身心非常安逸，非常放松，非常舒适，非常平安，请你慢慢体验一下这种放松后愉悦的感觉……

现在，你的心灵随着白云渐渐地漂移到你的躯体，慢慢地与你的身体合二为一，你觉得浑身都充满了力量，心情特别的愉快，你的头脑开始渐渐地清醒，思维越来越敏捷，反应也更加灵活，眼睛也非常的有神气，你特别想下来走走，散散步，听听音乐。

准备好了吗？好，请你慢慢地睁开眼睛，你觉得头脑清醒，思维敏捷，浑身都充满了力量，你想马上起来出去散散步。

♥ 31.5　保险箱技术指导语参考

危机事件会摧毁当事人的力量感与自控感，轻则在相当长的时间里感觉失落、无助，重则会导致人格解体与崩溃。因此，我们需要及早地、有针对性地让当事人与相关回忆和感受保持适当距离，重新恢复对日常生活的掌控，从而有能量和信心去面对巨大的创伤记忆和体验。

稳定化技术是创伤治疗的基本技术，是通过引导想象练习帮助当事人在内心世界中构建一个安全的地方，适当远离令人痛苦的情景，并且寻找内心的积极资源，激发内在的生命力，重新激发解决和面对当前困难的能力，促进对未来生活的希望。

因此，该技术主要用于危机干预的初始阶段，以帮助当事人将情绪和认知水平恢复到常态，从而接受下一步的治疗措施。

1. 技术要点
保险箱技术可以看成是想象练习的"第一堂课"，因为第一次接触它就很容易学会，有助于当事人掌控自己的创伤性经历，或有意识地对之进行排挤，从而使自己——至少是短时间地，从压抑的念头中解放出来。

在保险箱技术中，我们要求当事人将创伤性材料锁进一个保险箱，而钥匙由他自己掌管，并且他可以自己决定，是否愿意以及何时打开保险箱的锁，来探讨相关的内容。

2. 操作步骤
请想象在你面前有一个保险箱，或者某个类似的东西。现在请你仔细地看着这个保险箱：

———它有多大（多高、多宽、多厚）？

———它是用什么材料做的？

———它是什么颜色的？

———壁有多厚？

———这个保险箱分了格，还是没分格？

———仔细关注保险箱：箱门好不好打开？关箱门的时候，有没有声音？

———你会怎么关上它的门？钥匙是什么样的？

（必要时可以帮助对方想象：锁是密码数字，是挂锁，转盘式的，还是同时有多种锁型？针对年轻人，或是对技术感兴趣的当事人，应该允许他们对"新型的"锁具开展想象，比如遥控式的或通过电脑操纵的锁。）当你看着这个保险箱，并试着关一关，你觉得它是否绝对牢靠？如果不是，请你试着把它改装到你觉得百分之百的可靠。然后，你可以再检查一遍，看看你所选的材料是否正确，壁是否足够结实，锁也足够牢实……

现在请你打开你的保险箱，把所有给你带来压力的东西统统装进去……

（有些当事人一点则通，有些则需要帮助，因为他们不知道如何把感觉、可怕的画面等东西装进保险箱。此时，我们应该帮助当事人把心理负担"物质化"，并把它们不费多大力气地放进保险箱。）例如，

———感觉（比如，对死亡的恐惧）以及躯体不适（比如，疼痛），给这种感觉/躯体不适设定一个外形（比如，巨人、章鱼、乌云、火球等），尽量使之变小，然后把它们放进一个小盒子或类似的容器里，再锁进保险箱里。

———念头：在想象中，将某种念头写在一张纸条上，将纸条放进一个信封封好。

———图片：激发想象，与图片有关；必要时可以将之缩小、去除颜色、使之泛黄等，然后装进信封，再放进保险箱。

———内在电影：将相关内容设想为一盘电影录像带，必要时将之缩小、去除颜色、倒回到开始的地方，再把录像带放进保险箱。

———声音：想象把相关的声音录制在磁带上，将音量调低，倒回到开始处，再放进保险箱。

———气味：比如将气味吸进一个瓶子，用软木塞塞好，再锁好。

锁好保险箱的门，想想看，你想把钥匙（根据不同类型的锁：写有密码数字的纸条；遥控器等）藏在哪儿。

（从心理卫生的角度讲，最好不要把钥匙或者其他锁具藏在治疗室，也不要把它扔掉或弄丢了，不然当事人就没有寻找创伤性材料的途径了。）

请把保险箱放在你认为合适的地方。这地方不应该太近，应该尽可能地远一些，但又不能太远，你以后想去看这些东西的时候，不用太费劲就可以去。原则上，所有地方

都是可以的，比如，可以把保险箱沉入海底、送到某个陌生的星球等。但有一点要事先考虑清楚，就是如何能再次找到这个保险箱，比如，使用特殊的工具或某种魔力等。保险箱同样也不适合放在治疗室中，也不要放在别人能找到的地方，比如某位自己讨厌的同事的院子里……

如果完成了，就请你集中自己的注意力，回到这间房子来。

3. 注意事项

在进行放松训练之后再进行该练习。对保险箱、为保险箱配置的锁及其钥匙的描述越详细越好，包括大小、形状、质地及颜色。

♥ 31.6　安全岛技术指导语参考

1. 技术要点

安全岛技术是一种尝试让来访者逐渐拥有掌控感的方法，它对创伤治疗有效，在运用的过程中，怎样用好极其关键。它的准备工作是否做足，对于效果好坏具有决定作用。

在对受灾者操作前，请一定要自己先体验和操作一下。

帮助受灾者界定边界和强调他自己完全的掌控感是重点。

一定要确认受灾者进入状态再开始，来访者找到自己的安全岛往往需要一点时间，所以需要耐心，注意在引导过程中的停顿和等待。

2. 操作步骤

（1）初步放松。

在你的内心深处，寻找一个令你感到绝对舒服和惬意的地方，它可以是真实存在于现实世界中的，也可以是你想象出来的地方。这个地方受到了良好的保护，有一个安全的边界。未经你的允许，其他人是不能进入这个地方的，这里只有你一个人可以来。当然，如果你感觉到很孤独，也可以带一些有用的、友好的物件或小动物。但是，不能是人，亲人朋友都不可以，因为只要涉及人与人之间的关系，就有可能产生压力感，而安全岛上是不应该有任何压力存在的，这里只有好的、保护性的、充满爱意的东西。

人在遭遇了危机事件后，情绪上会有剧烈的波动起伏，通过想象安全岛，可以重建内心的安全感，并调节改善情绪。因此，想象的画面并不重要，想象中的体验才是最重要的。安全岛最重要的工作就是强化这种体验。

（2）对练习进行解释。

我们这里说的"安全岛"，是一个自己感觉最安全、最舒适的地方，它不是指一个实际的地点，而是在我们自己的想象世界中建立一个岛屿，这个地方可以在你内心深处，也可以是你曾经到过的地方（如家中的沙发、床，户外的丛林、沙滩、海岛等曾经让自己感觉安心惬意的地方），甚至可以是任何一个你能想象的地方。这个岛屿的风景、岛屿中的设施完全由你的想象来掌控，当你感到危险和失控的时候，你就可以逃到这个脑海中的安全岛上来，体会安全的感觉。

（3）一般性准备。

选择一个安静的环境，保证不会被别人打扰。

（4）提供放松诱导。

放松地坐下来或者躺下来，总之是找一个你最舒服的姿势。

我们来尝试在你想象的世界中，建立一个只有你能够进入，完全受你掌控的岛屿，它的标准就是要让你感到绝对的舒服和安全。

要注意，这里还有一个非常重要的原则，就是你想象中的这个安全岛，只能由你自己出入，无论是多么亲近的人，都不要邀请他们，因为人际关系可能会让我们的潜意识感受到压力。

如果你觉得孤单的话，你可以带上你的贴身物品，或者是你非常喜欢的东西，但是要记住，不要让任何人进来。

最后，我们需要建立安全岛和现实世界的连接，你可以用自己的身体设计一个特殊的姿势或者动作，比如双手握拳，以后只要你一做出这个动作，它就能帮助你在想象中迅速地来到你的安全岛。

（5）引导进入正式练习。

在做这样的练习时，你可能要花上一点时间才能找到自己的安全岛。这没关系。慢慢找就好，直到这样的安全岛慢慢在自己的内心清晰、明确起来。

好，那我们现在开始，请轻轻地闭上眼睛。

现在，请你在内心世界里找一找，有没有一个安全的地方，在这里，你能够感受到绝对的安全和舒适。它应该在你的想象世界里——也许它就在你附近，它也可能离你很远，无论它在这个世界或这个宇宙的什么地方。

这个地方只有你一个人能够造访，你也可以随时离开。如果你想的话，你也可以带上一些你需要的东西陪伴你，比如友善的、可爱的、可以为你提供帮助的东西。

你可以给这个地方设置一个规则，让你能够决定哪些东西允许被带来。但注意能带进来的是一些东西，而不是某些人。真实的人不能被带到这里来。

别着急，慢慢考虑，找一找这么一个神奇、安全、惬意的地方。

或许你看见某个画面，或许你感觉到了什么，或许你只是在想着这么一个地方。

让它出现，无论出现的是什么，就是它啦。

如果在你寻找安全岛的过程中，出现了不舒服的画面或者感受，别太在意这些，而是告诉自己，现在你只是想发现好的、内在的画面——处理不舒服的感受可以等到下次再说。现在，你只是想找一个只有美好的、使你感到舒服的、有利于你康复的地方。

你可以肯定，肯定有一个这样的地方，你只需要花一点时间，有一点耐心。

有时候，要找一个这样的安全岛有些困难，因为还缺少一些有用的东西。但你要知道，为找到和装饰你内心的安全岛，你可以动用一切你能想到的工具，比如交通工具、日用工具、各种材料，当然还可以使用魔法，总之你可以动用一切有用的东西。

当你到达了自己内心的安全岛时，请你环顾左右，看看是否真的感到非常舒服、感到非常安全，这是不是一个可以让自己完全放松的地方。请你检查一下，这一点非常重要，那就是你应该感到完全放松、绝对安全和非常惬意。请把你的安全岛规划成那个样子。

请你仔细环顾你的安全岛，仔细看看岛上的一切，所有的细节。你的眼睛看到了什么？你所见到的东西让你感到舒服吗？如果是，就留在那里；如果不是，就变换一下或让它消失，直到你真的觉得很舒服为止。

你能听见什么吗？你感到舒服吗？如果是，就留在那里；如果不是，就变换一下，直到你的耳朵真的觉得很舒服为止。

那里的气温是不是很适宜？如果是，那就这样；如果不是，就调整一下气温，直到你真的觉得很舒服为止。

你能不能闻到什么气味？舒服吗？如果是，就保留原样；如果不是，就变换一下，直到你真的觉得很舒服为止。

如果你在这个属于你的地方还不能感到非常安全和十分惬意的话，这个地方还应该做哪些调整？请仔细观察，这里还需要些什么，才能使你感到更加安全和舒适？

把你的小岛装饰好了以后，请你仔细体会，你的身体在这样一个安全的地方，都有哪些感受？

你看见了什么？

你听见了什么？

你闻到了什么？

你的皮肤感觉到了什么？

你的肌肉有什么感觉？

呼吸怎么样？

腹部感觉怎么样？

请你尽量仔细地体会现在的感受，这样你就知道，到这个地方的感受是什么样的。

如果你在你的小岛上感觉到绝对的安全，请你用自己的躯体设计一个特殊的姿势或动作，以后，只要你一摆出这个姿势或者一做这个动作，你就可以随时到这个安全岛，并且感觉到舒适。

请你带着这个姿势或动作，全身心地体会一下，在这个安全岛的感受有多么美好。

撤掉你的这个姿势或动作，平静一下，慢慢地睁开眼睛，回到自己所在的房间，回到现实世界中。

（6）注意事项。

不要滥用这种技术，否则可能会降低疗效。现场心理救援者一定要确认受灾者是否已经进入放松状态，任何疑问都会使受灾者敏感的神经绷紧，同时注意引导词描述得越详细越好。

❤ 31.7　内在智者技术指导语参考

1. 技术要点

内在智者技术帮助人在自己的内心建立一些有用的东西，达到支持、保护、安抚、支撑的目的。

2. 操作步骤

（1）初步放松。

对练习进行解释：内在智者技术可以帮助人在自己的内心建立一些有用的东西，它可以在你感觉不错的时候陪伴你，也可以在你有问题的时候帮助你。

一般性准备：选择一个安静的环境，保证不会被别人打扰。

提供放松诱导：放松地坐下来或者躺下来，总之找一个你最舒服的姿势。

（2）引导练习。

请轻轻闭上眼睛。

现在，请你和你自己的智慧建立起联系，这听起来似乎有些抽象，但你与自己内在的智者一定打过交道——或许，你只是没这么叫过它。

只有当你的注意力非常集中的时候，才会察觉到内在的智者。它能告诉你，什么事情办得不对、什么事情干得非常好。可以说，内在的智者是一个不会撒谎的裁判，告诉你什么是对的、什么是好的、什么是真的。因为一般情形下，我们的理解和领悟总占上风，所以我们总是感觉不到内在的智者的存在。或者虽然我们感觉到了它的存在，但却总又受到理解和领悟的妨碍。

现在，请你和你内在的智者建立起联系。

让你内在的智者帮助你，和一个或者几个友好的、有用的东西建立起联系。我说的是东西，而不是人，它能陪伴你、保护你、支持你、安慰你。

它也许是童话世界里存在的某种具有特殊能力或者力量的东西；它也许是某种形式的能量。请让所有的感觉自由地延伸，或许你看到了什么，或许你听到了什么，或许你感觉到了这种对你有用的东西的存在。请开启你所有的感官，让它自由地出现，然后留住它。

如果出现了让你不舒服的东西，请告诉它，它不受欢迎，然后把它送走，你现在只想遇见有用的东西。对于其他的东西，只有在你想跟它打交道的时候，它才可以出现。

（在个别治疗时：如果你想告诉我一些关于你内在智者的事情，那你现在就可以告诉我；如果你想保留自己的经验，对我来说也没关系。）

如果你能建立这种联系，你就可以让这位内在智者为你提供一些建议和帮助。请你想一想，你有哪些重要的问题要问他，或者想请他提供哪些帮助或支持。

请把你的问题或要求提得更加明确、清楚一些，请你对每一种回答敞开心怀，不要对它做出太多的评价。

如果你已经得到一些答案，请你对这种友好的帮助表示感谢。你也可以设想，经常请这位内在智者来到自己身边，你也可以请求他经常陪伴在你身边。

如果你希望，但到现在还没有和你内在智者建立联系，就请你常常做这个练习。总有一天，这种联系会建立起来。

现在，请你集中自己的注意力，回到这间房子里来。

3. 注意事项

操作过程中，现场心理救援者要尽力做到让受灾者完全相信"内在智者"的力量，并相信"内在智者"在任何时候都会无条件帮助受灾者。

31.8　遥控器技术指导语参考

1. 技术要点

遥控器技术是通过在内心构建一个遥控器，从而培养对危机事件后可能经常闪回的"图像"的掌控能力，常和保险箱技术一起使用。

2. 操作步骤

你用的电视、新型照相机一定可以对许多图片和照片进行技术处理，比如，画面闪现和消失、焦距的拉长和缩短等。

请你设想一下，现在你的手上拿着一个遥控器，并可以通过它来调整静止的或动态的画面或图像。想一想遥控器的样子，你也可以自己设计一个新的款式。

它是什么样的？是用什么材料做成的？是什么颜色？那些按钮是什么颜色的？上面的按钮多还是少？按下按钮时的感觉是什么？按钮是那种软橡胶的还是硬塑料的？遥控器被拿在手上的感觉是什么样的？很轻还是有点重？

很合手？还是有什么地方需要再做些改进？在想象的世界里，怎么做都可以。

现在请你再把它拿在手上，感受一下，看看你对它是否满意，或者你还想做一些调整？如果想调整的话，就再花一点时间。如果你已经比较满意了，就可以欣赏一下你自己设计的遥控器。

现在遥控器的设计已经完成了，但它还应该好用，就是说，你还要在技术性能上再花一点时间。

为你的遥控器再设置一些你喜欢和需要的功能，如果你技术不太在行，我可以提供一些线索。比如说有电源的开启和关闭，快进和快退，让画面停顿或暂停，使画面更亮或更暗，让对比度更高或更低，变焦拉近或推远，声音调大或调小以及静音等功能。

不用着急，悠闲地把你的遥控器设计到你满意为止。

现在请你找出一段积极的回忆内容（可以是一个小的场景，就像电影里的一个小的片段），找到这一幕以后，就请你来调适遥控器的各种功能。每一次都找出一个特定的功能，留意观察，看看它是否能很好地对画面进行调控。

不要着急，在你练习使用各种功能时，一定要有足够的耐心（根据当事人的情况，可以将引导词描述得更加具体："请按下停止键，看看发生了什么？按下开始键，又发生了什么？在画面播放的过程中，按下暂停键，发生了什么？现在把焦距调近一点，发生了什么？"）

使用遥控器将画面停止或倒回到最美的一幕，再把这一幕或这张图片处理成常规的尺寸，使之能装进一个小巧精美的相框。仔细观察这幅画，再把它挂在你家里最漂亮的一个地方，再次仔细观察品味它。

接下来请继续你的试验，再截取一幕对你来说不太舒服的画面，如果 0 ~ 10 分代表主观不适感，0 代表没有不适，10 代表非常不适，建议此处画面带来的不适感至少应该为 4。

看到这一幕，还是请你用手上的遥控器对它做一点调整，使得画面不那么流畅清晰，从而也就不那么使你感到难受。比如快进、降低对比度，使之模糊，静音。

请把让你感觉不太舒服的那一幕倒回到最开始的地方，取出录像带，把它放进保险箱或其他不太妨碍你，但你又能拿到的地方。（如果是一个保险箱，就锁好箱门，使之不会弄丢，直到什么时候你想和我一起来看它们的时候为止。检查一下你的锁具是否完好，好好考虑把钥匙藏在哪里，或者密码记好了没有。）请你再次看一下刚才截取的最美的画面，仔细观察一下这幅画，直到你能再次清晰地体验到这幅画所带来的积极情绪为止。

请你把这种良好的情绪保留一会儿，然后，再把注意力集中到这个房间里来。

3. 注意事项

对遥控器的描述越详细越好，包括大小、形状、质地及颜色，指导员节奏要根据受灾者的反应来调整。

31.9　空椅子技术指导语参考

1. 注意事项

空椅子技术在哀伤辅导中有很广泛的应用，面对亲人或者朋友去世（尤其是儿童青少年）感到特别悲伤、痛苦，甚至悲痛欲绝，却无法找到合适的途径排解时，可以应用空椅子技术。

这种技术一般只需要一把椅子，把这把椅子放在当事人面前，假定某人坐在这把椅子上，让当事人把自己内心想要对他说却没来得及说的话表达出来，从而使内心趋于平和。

2. 操作步骤

说明原理：亲人离去了，我们还有很多话想和他们说，但却无法说出口了。我们难以接受他们的离去，感到特别悲伤、痛苦，甚至悲痛欲绝。

我们用一把椅子代表你失去的亲人，你坐在那把椅子对面和他对话，直到你把心里话全部说完为止。你愿意试试吗？

选择椅子：选择相同的两把椅子，由当事人选择自己的椅子，并决定空椅子的位置和两把椅子之间的距离。

开始放松、想象：请当事人做简单的放松训练，请闭上眼睛，在椅子上保持最舒服的坐姿，注意自己的呼吸，慢慢地深深地吸气，缓缓地呼气，全身放松，在心里面想象要对失去的亲人所说的话。

想好了就可以说话了。

开始对空椅子说话：此时现场心理救援者聆听就好，不要有任何交流，以免影响当事人。

结束后交流，做一些讨论：不需要与当事人逐条谈他刚才所表达的内容。可以谈你刚刚经过这样一个过程，有什么想法吗？有什么感受吗？有什么想说的吗？

整个空椅子技术的过程就结束了，现场心理救援者要相信当事人有充分的内加工能力。

31.10　全身扫描指导语参考

现在我们来进行身体扫描练习，现在用一点时间去体验身体的触觉，有意识地觉察身体与地板、接触部位的触觉或者压力感，感受脚跟、腿部、臀部、后背、肩膀、后脑以及手臂。

现在请提醒自己，身体扫描练习的意图，是依次去体会身体各个部位的感觉，并清晰地觉知到自己时时刻刻的体验，没有必要去追求与现状不同的感觉，也不需要刻意地追求放松或者平静，身体扫描的目标很简单，就是直接感受身体每时每刻的感觉。无论这些感觉是什么，去感受它们，而不是去思考它们，同时请带着友善和温柔的态度去做练习。

现在请将注意力专注于小腹，感受小腹的运动，伴随着吸气时轻微地拉伸，伴随着呼气时轻微地收缩。就这样，体会呼吸的感觉。每次呼气时，随着气息的呼出，让自己更深地陷入地毯、垫子中。现在准备移动注意力，将注意力从腹部移动到左大腿，沿着左小腿，向下移动到左脚，一直到左脚的大脚趾。试着用温和而友善的注意力去探索，此刻左脚大脚趾的感觉，感觉可能是麻，或跳动，或者是凉，或是温暖。或者是某种触感，无论是什么感觉，只是体会此刻的感觉就可以了。

现在请将注意力转移到小脚趾，这里有什么感觉，把注意力扩展到左脚的全部脚趾，可以觉察它们之间的触感，或者去觉察脚趾间的空隙。无论有什么感觉，或者没有感觉，只需要简单的对此刻的体验，保持清楚明晰的觉察就可以了。

现在，吸一口气，将空气吸入胸腔，同时去感觉或想象，气息继续流动，经过腹部，经过左腿，沿着左腿往下，一直进入左脚，到达左脚的脚趾，也就是说，伴随着吸气，体会气息从鼻子进入，一直到达左脚脚趾的全过程。伴随着呼气，去感觉或想象气息反向移动，从脚趾经由腿部、腹部、胸部，再从鼻子呼出，用一点时间体会在吸气时将气息吸入脚趾，呼气时气息按相反方向呼出。可能需要练习一段时间，才能找到这个吸气呼气练习的感觉。只需要尝试着去实验就可以了，可以带着一种温和的游戏的态度去探索。

当准备好以后，有意识地稍微深长地吸一口气，把气息带到脚趾，然后伴随着呼气，在意识中放下脚趾这个部位，将注意力转移到左脚的脚底，感受脚底的感觉，可以去体会脚的形状，体会脚背，也可以去感受脚面的感觉。

现在，将注意力集中于脚跟和垫子接触的部分，探索这个部位的触感和压力感，看看是否可以清晰地觉察到它此刻的感觉。现在将注意力转移到脚踝，可以去感觉踝骨，也可以去体会踝骨周围皮肤的拉伸感。

现在将注意力转到左脚背，可以去感觉皮肤和袜子或者空气接触的触感。现在把整个左脚拥抱在觉察中，也可以看看能否体会到组成脚部的很多小骨头，体会不到也没有关系，这就是你此刻的经验。对此保持觉察就可以了。

准备好以后吸气，同时去感觉或想象空气一直进入左脚，然后呼气，让左脚融化在觉察中，放下对整个左脚的觉察，现在将注意力移动到左小腿，从小腿肌肉开始，去体会腿肚子与地毯或地面接触的感觉，一种触感或压力感。去体会胫骨的感觉，以及胫骨外面皮肤表面的拉伸感。

现在，稍微深长地吸气，将气息带到左小腿，然后伴随着呼气，放下对小腿的觉察，将注意力集中于左膝盖。可以去体会膝盖骨的前部、膝盖两侧的感觉，以及膝盖窝，还有膝关节内部的感觉。在这些地方觉察到了什么，也许是温暖的感觉，或者潮湿的感觉，或者是其他感觉。在练习的过程中，如果发现自己分心了，也完全没有问题，这就是头脑习惯做的事。所以，当意识到注意力不再专注于身体感觉时，只需要留意到注意力跑到了哪里，然后温和地把注意力带回到指导语正在扫描的部位就可以了。

现在正在扫描左膝盖，将注意力从左膝盖扩展到整个左大腿，觉察从左膝盖到左胯骨的身体感觉。看看能否将注意力集中于左大腿的肌肉，体会这些肌肉的感觉，探索它们的软或硬，或者任何绷紧的感觉。

不论扫描到哪里，如果觉察到紧张或阻抗，看看是否能够用呼吸，温和地把觉察带入那个部位。

随着吸气的过程，允许一种友善的、好奇的觉察进入，并探索这个部位的紧张感。随着呼气的过程，允许紧张感按它自己的节奏流动变化，不用努力去寻求什么感觉，只是允许伴随着呼吸出现的感觉自然地存在就可以了。现在就这样继续去探索一两次呼吸，准备好以后，有意识地稍微深长地吸气，让气息进入整个左腿，呼气时允许注意力放下这些部位，让左腿消融在觉察中。

现在，将注意力转到右脚的脚趾，体会全部右脚趾的感觉，也可以聚焦于脚趾之间互相接触的感觉，也可以体会脚趾的形状、脚指关节的感觉。

现在，将注意力转到右脚心、整个右脚、脚背、脚后跟的感觉，带着友善的好奇心去体会脚跟与地毯或垫子接触的感觉，包括压力感、触感或者重量感。

现在，去体会右脚脚背和脚踝的感觉，留意皮肤表面的感觉，也可以留意是否有凉或热的感觉，也可以去体会右脚内部的感觉。如果发现注意力游离到其他声音或想法上，只需温和地接纳它，然后让注意力回到正在扫描的部位就可以了。

现在扫描到右脚脚背，准备好以后，吸气时将气息带到右脚，呼气时在意识中放下右脚，将注意力转向右小腿。从右小腿的皮肤表面开始，还可以去感受胫骨。将注意力转向小腿肚的肌肉，体会皮肤表面的感觉以及肌肉内部的感觉，试着去探索。

正念练习是直接去感觉此刻的经验，所以如果发现自己在思考经验，请回到直接体验中，回到单纯的身体感受上。现在呼气并放下对小腿的觉察，将注意力转到右膝关节，让觉察在右膝上停留一会儿。然后，准备好以后，允许觉察扩展到整个右腿上部，去感觉整个右大腿，感觉大腿骨的长度，以及大腿与垫子的接触。

现在请把注意力聚焦在右大腿的肌肉，柔和地用注意力去探索肌肉的感觉。可以用呼吸把觉察带到大腿的肌肉。如果发现这里紧张，可以在呼气时允许紧张感按照它自己的节奏流动、变化。准备好以后，稍微深长地吸一口气，允许气息充满整个右腿，然后伴随着呼气，气息离开右腿，注意也放下右腿，现在注意力转移到整个骨盆区域，包括两侧的臀部。可以提醒自己，不需要刻意追求任何事情，正念练习不需要改变任何事情，也不需要让经验变成某种特定的形式。只需要体验所出现的感觉，无论它是什么。

现在将注意力专注于臀部，可以去感觉臀部的重量、压力或者与垫子接触时的感觉。现在将意识专注于生殖器的区域，觉察这个部位的任何感觉，或者是没有感觉。

现在进行一两次呼吸，将气息吸入整个骨盆区域，呼气时从骨盆离开，从鼻孔呼出。准备好以后，稍微深长地吸一口气，然后伴随着呼气，在觉察中放下这个部位，让这个部位消融在意识中。

将注意力转移到后腰部，尤其是脊椎与骨盆交接的区域。这里的肌肉常常带有一些紧张，所以可以伴随着吸气，把注意力带入这个部位。感受或想象气息温和地渗透到这里的肌肉中，带着友好、宽容的觉察探索肌肉，去感受此刻的感觉，包括紧张。呼气时允许紧张感按照自己的节奏变化或离开，如果感觉没有变化，也完全没有问题，这就是你此刻的经验，去温和地了解它。

现在将注意力扩展到上背部，去觉察上背部与地毯、垫子接触的感觉，也可以去觉察随着吸气和呼气，背部产生的微微的移动和变化。准备好以后，稍微深长地吸一口气，把气息带入背部，然后伴随着呼气，让注意力放下背部。将觉察的焦点转入身体前部，去关注腹部。清晰地去体会腹部的身体感觉，伴随着吸气，腹部轻柔地拉伸。伴随着呼气，腹部温和地下落。也可以体会这样专注的呼吸，是否微微增加了觉察的强度。

如果在任何时候，发现自己有点儿昏沉或困倦，可以睁开眼睛练习，直到睡意消失。

现在把注意力转移到肋骨和胸腔，体会随着吸气和呼气，胸腔的起伏，以及相应的身体感觉。

接下来看看能否将注意力带入胸腔内部，试着去感觉肺部运动和心脏跳动的感觉，如果感觉不到，也没有关系，可以去体会一下这种没有感觉的感觉是怎么样的。

现在伴随着一次吸气，体会气息从鼻孔进入胸腔，伴随着呼气，放下整个躯干，包括胸部和腹部，让注意力离开。

现在将注意力转向手指，左手的手指，右手的手指，去体会拇指和手指指间的感觉。手指之间的区域是很敏感的，所以体会一下通过觉察手指间，注意力的专注度是否有微微的加强。仔细地去探索此时此刻手指的感觉，可能有微微的刺痛、跳动和凉爽，或者温暖。

现在将意识转入手指背部，手指前部以及整个手掌。可以去体会此处皮肤的皱褶，尤其是拇指附近和手掌中间的皱褶。

现在将注意力转向手腕，还可以看看能否感受到手腕的脉搏，感受不到也没有关系，只需要如实地观察此刻的感觉。

现在，注意力专注于小臂，专注于此刻小臂的所有感觉，可以试着去感受肘部，或者肘窝的柔软感。

现在将注意力专注于左右上臂，温和地去体会上臂肌肉的感觉，看看能否感受到它们的柔和、放松、紧张或紧绷，去觉察此刻的感觉。如果觉察到紧张感，可以吸气，让气息进入这个部位，然后呼气，从这里离开。允许紧张感按自己的节奏自然地放开，不需要刻意努力。

现在去觉察腋窝的感觉，体验这个部位的感受。

将注意力专注于肩膀，这里的肌肉很容易储存我们的紧张或情绪。可以吸气，让注意力扩散到肩膀的肌肉中，温柔地探索它们此刻的感觉，比如紧张或者放松。如果你发现有紧张或紧绷感，可以呼气时要求紧张感按自己的节奏释放，吸气时让气息进入肩部，然后呼气，从肩部离开。准备好以后，稍微深长地吸一口气，让气息进入整个肩部、手臂和双手，然后呼气，让这些部位消融在觉察中，放下对它们的关注。

现在专注于颈部，包括喉咙的感觉，去觉察呼吸时空气在喉咙进出的感觉。然后呼气，放下颈部，将注意力转到面部，面部也容易积累紧张和各种情绪。首先专注于下巴，从下巴直到耳朵前部和下颚的部位。然后去觉察自己的嘴唇，感受上下嘴唇彼此触碰的感觉。然后将注意力转移到嘴巴内部，去觉察舌头的感觉，体会舌头与牙齿，或者与上颚接触的感觉。

现在去关注鼻子，看能否体验到此刻鼻腔的感觉。也可以去觉察鼻腔的感觉随着呼吸进去的变化，也许有刺麻感，也可以留意吸入、呼出时空气温度的微微变化，是冷还是热。

现在去觉察眼睛、眉毛以及眉毛之间的部位，眼睛周围的整个区域。眼周围的肌肉常常容易积累紧张的情绪，将温和而友善的觉察带入这个区域，放松这个部位的肌肉。现在将注意力转到太阳穴、额头，这个部位常会储存情绪和紧张，愤怒或者挫败。请带着觉知仔细地探索此刻前额的感觉。在这里体验到了什么感觉？如果你发现这个部位有紧张感，请把它当成练习的机会，吸气时带入气息，呼气时气息离开，允许紧张感按自己的方式流动，软化内心对紧张感的抗拒。

现在把注意力带到整个面部，想象呼吸时气息从身体内部向上，充满整个面部。吸气，气息来到面部，呼气，气息离开面部。每次吸气，都是一次清理和更新，每次呼气，都是一次放下。

现在稍微深长地吸一口气，呼气时让注意力放开整个面部，现在将注意力专注于头顶，去体验这个部位的感觉。也可能没有感觉，而这也是一种感觉。伴随着吸气，体会头顶的感觉，伴随着呼气，体会头顶的感觉。

准备好以后，试着将觉察缓慢而温和地扩展到整个身体，去体验身体的整体感，以及躺在这里一呼一吸带来的感觉。从头顶开始，将注意力慢慢地扩展到面部、颈部、肩膀、双臂、胸部、背部、腹部，然后允许觉察扩展到臀部、骨盆、左腿和右腿、膝盖、进入双脚，一直到脚趾。现在，只是躺在这里，呼吸，体会整个身体，温和地用开阔的觉察，拥抱这一刻的体验，包括全身的感觉，以及呼吸的感觉。允许身体躺在这里，允许身体如其所是地存在这里。也可以体会到一种整体感，完整感。允许自己就按此刻的样子存在着，在这里躺着，安住在觉察中，静静的，一刻接着一刻的。

♥ 31.11　正念行走指导语参考

你选择一条可以来回走动的小路，或者去户外找一条安静的、没人打扰的小路，或者一个开阔的房间。站在小路的一端，双脚并立，与肩同宽，双膝放松，可以自由地弯曲，上臂松弛地放在身体两侧。也可以双手交叉，放在胸前或者身后。两眼直视前方，把全身的注意力都放在双脚上面，感受脚掌与地面接触的感觉，以及全身的重量通过双腿、双脚传递到地面的感觉，你或许会发现稍稍弯曲几次膝盖能够更好地体验到脚掌与腿部的感觉。

轻轻地抬起左脚后跟，注意小腿肌肉感觉的变化，然后继续抬起整只左脚，把全身的重量转移到左腿上，全神贯注地觉察左腿向前迈进的感觉，以及左脚脚跟着地的感觉。脚步不必迈得太大，自然的一步就可以了，左脚的其他部分也完全着地，继续抬起右脚后跟，体会全身的重量落在左腿和右脚的感觉。

当体重全部转移到左腿之后，把右脚抬起向前迈进，觉察右脚和右腿在感觉上的变化，当右脚后跟着地的时候，把注意力集中在右脚，随着右脚掌完全着地，脚跟微微抬起，身体的重量全部落在右脚掌。

用这种方式一步一步地走，从小路的一头走到另一头，要特别注意脚底板和脚后跟与地面接触时的感觉，还有两腿在迈动时移动的感觉，你还可以把这种觉察扩展到其他你关心的身体的部位。比如，关注行走过程中呼吸的变化，呼气与吸气分别是如何进行的？有什么感觉？你的觉察还可以容纳整个身体的感觉，以及每走一步脚和腿的感觉的变化。

你走到小路的尽头，停下来站立，然后慢慢转过身，用心去觉察转身时身体的复杂动作，然后继续正念行走，随着脚步的前进，你还能不时地欣赏到映入眼帘的风景。以这种方式来回走动，尽量对行走中的体验，保持完全的觉察，包括腿的感觉以及脚接触地面的感觉。保持目光直视前方，等你发现思绪从觉察中游离开，请把前进中的每一个步骤作为注意的对象，重新进行关注，用它将你的思绪拉回到身体以及行走上来。

如果你的思绪非常焦躁，静静地站一会儿，双脚并立，与肩同宽。呼吸和身体作为一个整体进行觉察，直到你的思维和身体都慢慢地平静下来，然后继续进行正念行走，这样的过程可以持续 5~10 分钟，甚至更长时间。

你走得比平时慢一些，让自己能够更好地去觉察行走时的感觉。等你掌握了这种觉察方式，就可以稍稍加快步伐，但是不要超过正常行走的步伐，如果你的内心感到特别的焦躁，那你可以选择走得快一些，然后再慢慢地放慢速度。在这个过程中，你不需要盯着自己的脚，它们知道路在哪里，你要用感觉去体会它们的存在。

♥ 31.12   接地技术指导语参考

接地技术会帮助我们将注意力从正在经历的事情中转移出来，并重新关注当前时刻发生的事情。通常使用五种感官——视觉、听觉、触觉、味觉和嗅觉，与外界环境建立现实的物理连接以恢复稳定和安全感。以下是常见的几种方式，需要说明的是，接地技术非常个人化，对一个人有用的方法可能会引起另一个人的焦虑或闪回，在确定哪种技术最适合自己之前，可能要进行一些试验。

1. 视觉

盘点一下你周围的所有事物，例如你看到的所有颜色和样式。

数一数你周围的家具有几件，分别是什么。

播放你喜欢的电影或电视节目。

完成填字游戏，数独，单词搜索或其他难题。

读一本书或杂志。

2. 听觉

打开收音机或播放你喜欢的歌曲。

大声说出你所看到、听到的，或正在思考或正在做的事情。

放一些大自然的声音，例如鸟鸣或海浪撞击声。

大声朗读，无论是最喜欢的读物、朋友圈文章，还是最新小说。

3. 触觉

握住一个冰块，使其融化在你的手中。

把手放在水流中，关注指尖、手掌和手背上的温度。

洗个冷或热水澡。

拿起或触摸身边的物品，关注它的硬度、轻重、纹理、颜色。

用手感受身边地毯或家具的质地。

按摩你的太阳穴。

如果你有狗或猫，请拥抱并抚摸它。

4. 嗅觉

强烈的薄荷味具有舒缓情绪的作用。

点燃香薰蜡烛。

买一些能够让你闻到后就想起美好时光的精油，例如大海的咸鲜、草地的清新或甜甜的花香。

5. 味觉

随便吃点零食，让自己充分品尝每一口。

感受柠檬或酸橙带来的味觉上的刺激。

尝一口胡椒粉或辣椒酱。

让一块巧克力在你的嘴中融化，注意它流连于舌尖的味道。

6. 其他

在日记中写下你当下的感觉，或者在便利贴上随手表达一些随感。

给你关心的人写一封信或卡片。

伸展手臂、脖子和腿，拉伸不同的肌肉群。

转到另一个房间或换个环境。

专心于自己的脚步，甚至可以数数。

在手腕上拉动橡皮筋增加自己的现实感。

从 5 开始倒数，运用感官列出周围的事物。例如，列出你听到的五种声音、看到的四种事物、能摸到的三个物品、闻到的两种气味，最后品尝一种食物。

♥ 31.13 柱技术指导语参考

柱技术练习有助于去除身体不适的感觉或情感痛苦，也可用于快速增加能量，或作为每次咨询结束前的练习。使用这个技巧后，最好先放松休息一下，然后再去做其他重要的事情。

如果身体有任何不适的感觉，请专注于这种身体感觉，注意它在哪个部位，周围都有什么？如果它有形状/大小/颜色/温度/质地/声音，那么它是什么形状/大小/颜色/温度/声音？

你最喜欢的，带有疗愈功能的颜色是什么颜色？想象一束具有疗愈作用的光从头顶照射下来，这束光来自宇宙，它的能量无穷无尽。它笼罩着你的全身，并透过你的皮肤进入你的身体。

这束光带有你所需要的温度，具有疗愈的能量，它照在你的身上，去觉察它带给你什么样的感觉？

请让这束光环绕着你身体感到不舒服的部位，对准那个部位。留意那个部位的感受，它的形状/大小/颜色/温度/质地/声音发生了什么变化？

请你觉察这束具有疗愈作用的光在这个部位流动时带给你的感觉是什么？它对这个感觉不适的部位有什么样的改变？（如果来访者反馈，那个部位的感觉发生了变化，继续重复上述内容，直到来访者反馈的感觉完全消失，这通常和不适感的消失是联系在一起的。)

如果你愿意，你可以让这束具有疗愈作用的光充满你的身体，为你的全身带去疗愈的能量和活力。

(停顿)……

现在，请让这束光暂时离开，只要你愿意，任何时候你都可以让它回来。也许你希望这束光往下流进你的脚，然后流入大地，或者你想它照耀到各个地方。好的，请按照你自己的节奏回到这个房间来。

🖤 31.14　吹气球技术指导语参考

吹气球是一个容易操作，且很有效的压力管理技巧，它适用于有具体应激源的情况。你可以很容易地利用吹气球技术，无论对方是否处于催眠状态。

回忆一个引起你压力感的场景和事件，注意自己的感受（生气、害怕等）。

现在生动地想象你在吹气球。你手里捧着一个气球，把它吹起来。随着每次呼气，把上述情绪从身体里吹到气球里。

当气球渐渐胀大时，你注意到气球的表面有一幅图像，这副图像由于气球的球面不断变大而有些变形，但你明白它与你的压力来源有关。

随着每次呼吸，你越来越多地释放出那些情绪。同时，气球也变得越来越大，上面的图像变形得愈发严重。

继续把身体的情绪吹出来，直到它们全部进入气球。这时你注意到气球胀得非常大，表面的那幅图像已经变得面目全非了。

现在想象自己放开手中的气球，看着它脱手飞射出去，一路筋斗直入云霄，然后落在某个遥远的地方。

做一次深呼吸，现在检查你对那件事情的感觉。在大多数情况下，原先的感觉要么烟消云散了，要么淡化了。

🖤 31.15　内心的花园技术指导语参考

我想邀请你完全按照你的喜好去想象出一个花园。

想象有一片土地，人类从没有涉足过，那里有着新鲜的土壤，充满了能量。

或许一小块地对你来说就足够了，或是一块像阳台那么大的地方就可以了，但是或许你喜欢大一点的地方。给你一点时间让你确认地的大小以及你喜欢的风景。

首先，你给花园设定一个边界，只要你喜欢就可以，用栅栏、树篱、墙或是树都可以。

如果你喜欢，你也可以把你的花园建设成开放性的，不设任何边界。想象你更喜欢哪个。

现在开始在你的土地种东西。你可以在你的花园里种植你喜欢的东西。

万一你想现在或是稍后改变或重新建构你的花园，就在你花园的一个角落里预留一个肥料堆，你可以把你不想在花园里种植的任何东西都放在这个肥料堆里。

如果你喜欢，你可以进一步建构你的花园：或许你想制造一片水域、一个池塘、一个水源或是一条小河……

如果你喜欢，你可以制造一个坐的地方。

或许你想要你的花园里有些动物，如果是这样，你喜欢什么样的动物呢？

任何时候你都可以改变你的花园。

一旦你按照自己的意愿建构好了自己的花园，你可以在一个美丽的地方坐下来，享受你的花园。

看看你的周围，你看到了什么颜色和形状？你听到了什么？你闻到了什么？在这个地方你的身体感觉如何？

你可以考虑邀请你喜欢的人到你的花园来。但是要确保这个人欣赏你的花园和你为之付出的努力。

你可以在任何时候回到这个花园，也可以对它做一些改变，只要你想……

现在请你以完全清醒的状态按照你自己的速度回到这个房间。

参考文献

[1]《社会心理服务体系建设实践指导》编委会. 社会心理服务体系建设实践指导[M]. 北京：中国人民大学出版社，2021.

[2] 袁勇贵，徐治，杨忠，等. 自我识别心理障碍[M]. 南京：东南大学出版社，2015.

[3] 美国精神医学学会. 精神障碍诊断与统计手册[M]. 北京：北京大学出版社，2018.

[4] JUDITH S BECK. 认知疗法基础与应用[M]. 北京：中国轻工业出版社，2013.

[5] 谢鹏，高成阁，江涛. 神经与精神疾病[M]. 北京：人民卫生出版社，2021.

[6] 周波. 新型冠状病毒感染的肺炎 11 类人群心理干预与自助手册[M]. 成都：西南交通大学出版社，2020.

[7] 周波. 突发重大事件后的心理救援现场操作手册[M]. 成都：四川人民出版社，2021.

[8] 周波. 成人十种常见精神心理疾病[M]. 成都：四川人民出版社，2021.

[9] 吴爱勤，袁勇贵. 中国心身相关障碍规范化诊疗指南[M]. 北京：中华医学电子音像出版社，2022.

[10] 郭召良. 认知行为疗法 123 项实用技术[M]. 北京：人民邮电出版社，2022.

[11] ROBERT L LEAHY. 万千心理·认知治疗技术：从业者指南[M]. 北京：中国轻工业出版社，2022.

[12] 大卫·韦斯特布鲁克. 认知行为疗法：技术与应用[M]. 北京：中国人民大学出版社，2014.

[13] 贝尔尼·柯温. 短程认知行为疗法实操手册[M]. 北京：中国人民大学出版社，2023.

[14] 戴云飞，肖泽萍. 中国精神障碍分类与诊断标准第 3 版与国际疾病分类第 10 版的比较[J]. 临床精神医学杂志，2013（6）.

[15] 美国精神医学学会. 理解精神障碍[M]. 北京：北京大学出版社，2016.

[16] 国家卫生健康委医政医管局. 精神障碍诊疗规范（2020 年版）[M]. 北京：人民卫生出版社，2020.